养生有道

祛湿，养生防病事典

杨 力 ◎主编

黑龙江科学技术出版社
HEILONGJIANG SCIENCE AND TECHNOLOGY PRESS

图书在版编目（CIP）数据

祛湿，养生防病事典 / 杨力主编 . -- 哈尔滨：黑
龙江科学技术出版社，2018.5
　（养生有道）
　ISBN 978-7-5388-9592-6

　Ⅰ . ①祛… Ⅱ . ①杨… Ⅲ . ①祛湿（中医） Ⅳ .
① R256

中国版本图书馆 CIP 数据核字 (2018) 第 058624 号

祛湿，养生防病事典
QUSHI YANGSHENG FANGBING SHIDIAN

作　　者	杨　力	
项目总监	薛方闻	
责任编辑	回　博	
策　　划	深圳市金版文化发展股份有限公司	
封面设计	深圳市金版文化发展股份有限公司	
出　　版	黑龙江科学技术出版社	
	地址：哈尔滨市南岗区公安街 70-2 号　邮编：150007	
	电话：（0451）53642106　传真：（0451）53642143	
	网址：www.lkcbs.cn	
发　　行	全国新华书店	
印　　刷	深圳市雅佳图印刷有限公司	
开　　本	685 mm × 920 mm　1/16	
印　　张	13	
字　　数	180 千字	
版　　次	2018 年 5 月第 1 版	
印　　次	2018 年 5 月第 1 次印刷	
书　　号	ISBN 978-7-5388-9592-6	
定　　价	39.80 元	

✿ 专家序 · **PRE**FACE

杨力

中医学家，中医养生专家
《易经》养生专家
作家，历史文化学者

现代生活跟以前相比，有个奇怪的现象，就是冬天着凉感冒的人很少见到了，夏天热感冒、热伤风的人却变多了。原因是大家都习惯生活在有空调的房间中，四季感觉越来越不分明，对环境的适应能力也越来越差。

夏天暑热难消，人体本要通过排汗来散热，吹了空调后，汗液排不出来，毒素淤积体内；冬天生活在有暖气的屋子里，人的阳气外越，藏不住精气。我们的皮肤排汗排毒的功能越来越差，自身抵御病邪的能力变弱了，也就容易生病。这种情况，实际上是体内湿邪堆积，造成阳气虚衰，病邪也就愈加容易入侵。

"千寒易除，一湿难祛。湿性黏浊，如油入面。"这句话的意思就是，寒气容易祛除，湿气却最难化解，湿气性质就像油脂一样，一旦侵身，身体五脏、气血就很难清爽了。

天气炎热的时候，很多人躲在空调房间里不出门，又爱喝冷饮吃凉食，喜欢那种从里到外的凉快劲儿。大家不知道，为了这一时之快，已经把寒湿引入体内，成为日后出现健康问题的一大隐患。

湿邪也分很多种：湿与寒在一起叫寒湿，与热在一起叫湿热，与风在一起叫风湿；还有的人喜欢吃猪肉，猪肉性平味咸，助痰，吃多了也能导致痰湿；有些人身体阳虚，易受湿邪，导致虚湿；还有些人积毒难消，造成湿毒。

这么多种湿邪，都会对身体造成各种隐患和问题。湿邪不祛，吃再多的补品、药品都如同隔靴搔痒，难以见效。生活中很多人患上了脂肪肝、哮喘、高血压、心脑血管疾病等，甚至恶性肿瘤，其实这些病都跟湿邪有关。所以，祛湿是健康的基础，养生要先祛湿，才能排除健康隐患，生活品质也得到了提升。

如何让自己的身体远离湿邪侵扰呢？本书从湿邪的基本理论和认识，到如何发现自身湿邪问题，再到具体每种湿邪的祛除和预防方法，均有介绍。读了本书，你就会发现祛湿并没有什么难度，也没有复杂的技巧，只要认清症状，吃对食物，用对中药膳，闲时按一按祛湿大穴、多做几个小动作，就能祛除湿邪，百病不生。

目录 · CONTENTS

Part 01
祛湿必知要点

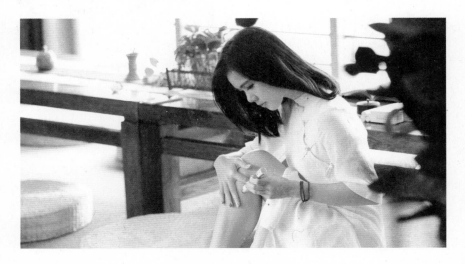

Part 02

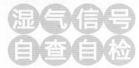

湿气信号
自查自检

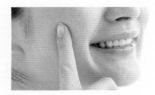

Part 03

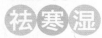

祛寒湿

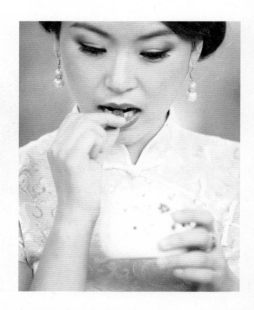

Part 04

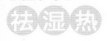

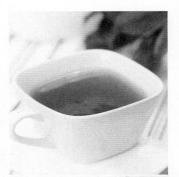

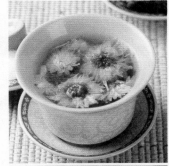

Part 05

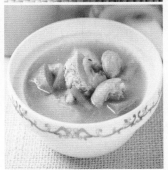

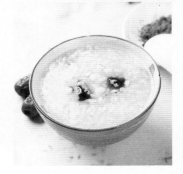

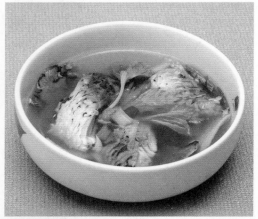

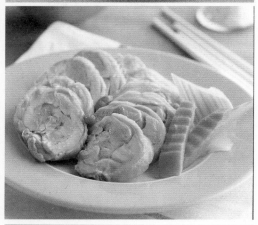

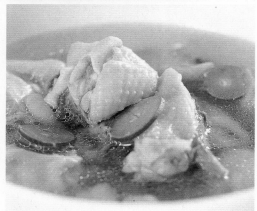

Part 07

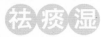

Part 08

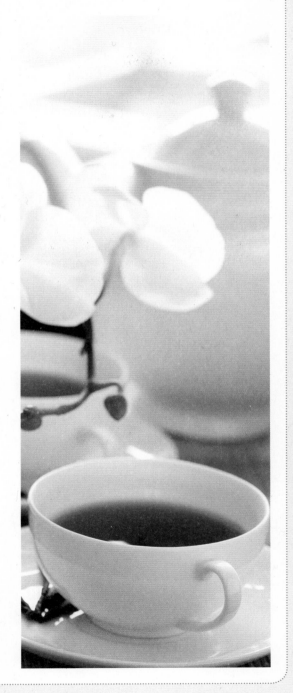

Part 9
四季祛湿

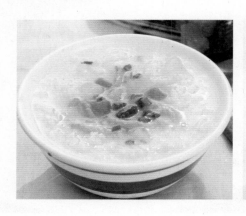

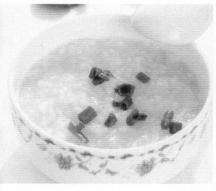

Part 10

常见湿症

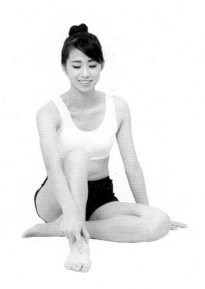

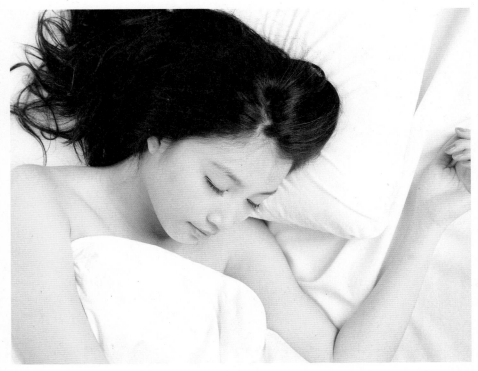

Part 01
祛湿必知要点

缺乏运动已成为现代人的通病。

很多人长时间工作，

在电脑前一坐就是一整天，

加之饮食不节，常处于潮湿环境中，

随即出现了困倦乏力、头昏脑涨等症状，

这些都是体内有湿邪的表现。

湿邪为百病之源，

知道如何判断身体是否出现了湿邪的症状，

了解一些预防湿邪的常识，

对我们的身体健康大有裨益。

1. 湿气重，百病生

> 体内有湿邪，会危害身体的气血、津液运化，影响脏腑功能的正常运行。湿邪虽然不是重大疾病，却是百病之源，是健康的一大隐患。

现代人生活条件越来越好，吃穿住行有了保障，娱乐方式也越来越丰富，但许多人的身体仍出现了亚健康症状。原本好好的身体，没有任何疾病的征兆，突然就觉得上下都不清爽，就像是穿了一件湿衣服似的，口气变得十分浑浊，皮肤暗黄易生痘痘或湿疹，四肢变得沉重乏力，胸中满闷，起床后总觉得头重如裹，提不起劲来……这些都是身体湿气较重的表现。

虽然觉得全身不舒服，但说起来算不上什么大病，很多人也就不太在意，觉得忍忍就过去了。但是这样一来，却失去了及时祛湿的机会，令湿邪在体内停滞，为身体健康埋下种种隐患。

❀ 湿邪与气血

要知道，虽然湿邪不是重大疾病，但却是百病之源。如果体内有湿邪，就会危害身体的气血、津液，影响脏腑功能的正常运行。气血和津液都是构成人体和维持生命活动的物质基础。人体气血运行正常，则对疾病的抵抗力强，能少生病或者不生病。一旦气血亏虚，连同脏腑经络功能也跟着下降，变得无法很好地抵御疾病侵犯，从而影响人体健康。津液是含有营养的液态物质，有着较强的濡养作用，能滋润皮毛、肌肉、脏腑、官窍等。如果津液不足，人体缺少津液的滋润与濡养，就会令皮毛、肌肉、脏腑、官窍的生理活动受到影响，脏腑组织的生理结构也可能遭到破坏。

湿邪性质黏腻、浑浊，堆积在体内，一来易于留滞而生痰，引起水湿痰浊，导致输布排泄津液的功能障碍；二来体内的湿气多了，就会郁而化热，演变成湿热。湿热属"火"，最大的特点就是会烘干、耗散人体的津液，令津液变得更加匮乏，无法很好地滋润与濡养人体。

❀ 寒湿伤阳气

　　湿邪正好是气血、津液的"大敌"，因为湿邪具有滞缓的特性，最喜欢拖后腿。如果体内有湿邪存在，气血在运行时总会不够通畅，常常运行不力，进而影响各脏腑器官正常发挥功能，令心肺运送气血、代谢水液无力，肝脾疏泄运化失常，肾脏封藏，精气功能下降……湿邪与寒邪同为阴邪，如果湿邪与寒邪"勾结"在一起，就会形成寒湿，大伤人体阳气，使患者出现手脚冰冷、脘腹胀痛、恶寒、咳嗽等症状，还会导致肾阳不足、肾气虚，造成肾脏功能下降，引发血液亏虚、性功能障碍等。

❀ 痰湿致肥胖

　　我们身体内的津液就如同自然界的河水，流通于身体上下、表里，以滋润身体。但如果体内水湿积聚过多，就会令津液流动变得缓慢或者不流动，随之形成黏腻秽浊的痰湿，进而引起整个脏腑系统功能的衰退，令人变得水肿、肥胖，还易引起脂肪肝或其他心血管类疾病。

❀ 风湿多疼痛

　　如果湿邪与风邪"勾结"在一起，就会导致风湿，中医又将其称为"痹证"。当风湿停留在肌肉时，就会引起肌肉疼痛，局部皮肤灼热红肿；当风湿停留在关节时，就会引起关节疼痛、屈伸无力，严重时还会导致关节变形甚至丧失功能。

❀ 湿热伤肝胆

　　如果湿邪与热邪"勾结"在一起，就会导致湿热，使人感觉全身发热、头痛，还会影响肝胆功能。男性会出现阴囊湿疹或睾丸肿胀、热痛等症状。女性则会出现外阴瘙痒、带下黄臭等症状，从而引发各种妇科疾病。

❀ 湿毒的危害

　　身体水液代谢发生障碍所形成的病理产物就是水湿。如果不及时采取措施将之排出体外，可能会形成对人体有害的湿毒；如果体内毒素本来就较多，与湿邪"勾结"在一起，也会导致湿毒。

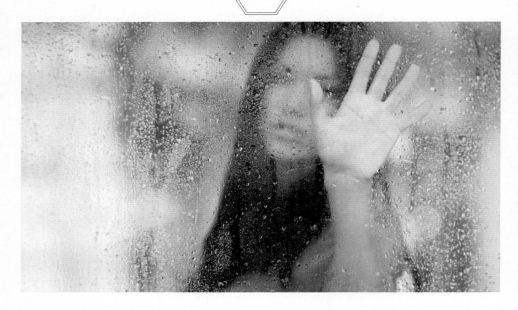

湿毒的危害较大，体内存在湿毒，能阻碍血液流通。湿毒性黏滞，一旦引起疾病，病情容易反复发作，不易痊愈。我们日常生活中常见的像小便不畅、腹泻、痤疮、湿疹或身体不明原因的倦怠等症，都与湿毒有密不可分的关系。湿毒还会外现于皮肤上，导致皮肤瘙痒、疼痛，可形成脓疱、脓包、毛囊炎等，严重损害个人形象与健康。

去则物死。"这说明了阳气的重要性。如果身体受湿邪影响，变得阳气不足，无法固卫身体，人就会变得虚弱，容易生病。同时，五脏六腑也是人体最娇弱的地方，在阳气不充裕的情况下，更容易被湿邪渗透，造成恶性循环，这也就是湿邪非常难缠，比其他病邪更难驱除出体外的原因之一。

❀ 湿邪乃百病之源

湿邪属于阴晦之邪，最易伤及阳气。明朝医学家张景岳曾说过："生杀之道，阴阳而已，阳来则物生，阳

2. 湿毒最易入侵身体

> 我们的身体与外界接触，自身也在不断进行能量交换，不可避免地生成各种湿气、毒素。一旦湿毒在体内堆积过多，就会诱发各种健康问题。我们应该尽量少接触外在的污染，同时积极排毒。

我们的生活中隐藏着各种各样的毒素。毒素又可分为两种，一种是外来之毒，指外界环境所产生的对人体有不利影响的污染；另一种则是内生之毒，指的是身体在正常的新陈代谢过程中产生的各种废弃物。

我们每时每刻都需要呼吸，进行正常的新陈代谢，所以无法避免吸入或产生各种毒素。一旦毒素在体内堆积过多，就会诱发湿疹、痘痘、便秘等症状。所以，我们应该保护好自己，尽量少接触外在的污染，同时积极地将人体产生的废弃物排出体外。

就让我们来看看生活中有哪些毒素和排毒方法吧。

❧ 外界空气污染

现代交通发达，汽车尾气也相应增多。走在马路上，不免会吸进许多含有一氧化碳、二氧化碳、铅及硫氧化合物的污染物。长期吸进这些有害物质，会造成人的呼吸系统功能障碍，还会使体内累积大量的毒素，伤及肺部、肾脏，对身体健康有害。为了避免吸入污染的空气，平时上街时，可佩戴过滤效果较好的口罩，减少吸入量。同时在空气良好时，可多去空气清新的地方，一边舒展肢体一边做深呼吸，可以对肺部起到清洁作用。

❧ 烟毒污染

以前人们认为只有吸烟才是有害的，而现代研究表明，吸"二手烟"同样影响身体健康。如果你每天处于充满烟味的环境中15分钟，达到一年以上，你所受到的危害等同于吸烟。

烟雾中含有尼古丁、氢氰酸等多种有害成分，长期吸入可直接作用于呼吸道，损害气管和肺泡的上皮细胞，还会在体内积沉毒素，严重影响身体健康。经常吸烟或被动吸烟，还容易导致人体血液中的硒元素含量偏低，而硒又是防癌抗癌所不可缺少的一种微量元素。因此，生活中应提倡戒烟，或尽量少待在"烟雾缭绕"的环境中，多开窗透气，可勤做深呼吸，平时多吃一些含硒丰富的食物，如动物肝脏、海藻及虾类等。

❀ 运动量不足

现代人普遍缺乏运动，白天坐在电脑前工作，晚上看电视、玩电脑，越来越多的人出现了运动量不足的情况。长期不运动，气血肯定容易郁滞，使气机滞缓，不但易生内湿，还会使体内的新陈代谢减缓，容易产生便秘，不利于身体排毒。

东汉思想家王充在《论衡》中提到："欲得长生，肠中常清；欲得不死，肠中无滓。"这很形象地说明了保持排便通畅的重要性。有数据显示，通过排便，可将人体50%的毒素排出体外。如果宿便长期滞留在体内，不仅无法顺利地完成排毒工作，还会产生更多的毒素。就像生活垃圾需要及时清理一样，宿便也不能放任堆积。平时一定要多做运动，多按摩腹部，以促进肠蠕动，帮助排毒。

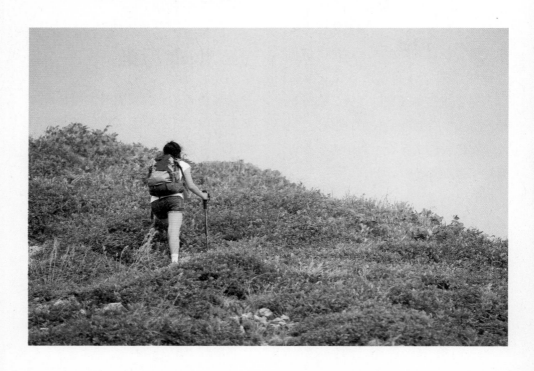

❀ 暴食暴饮

　　每个人每天进食的食物都有个定数，食物在体内的消化也有个"度"，如果吃进去的食物超出了这个"度"，就会造成营养过剩。对于我们的身体来说，这部分多出来的营养物质既无法被消化，也无法被利用，久而久之，就变成了痰湿。如果体内长时间、大量地停滞着痰湿，易结滞脉络，阻塞气机，胶着不去从而酿生毒性。我们的脾胃是负责吸收、消化食物的器官，吃得太多，还让脾胃超负荷运转，使脾胃变得虚弱，消化能力也会进一步下降。

　　因此，养生最重要的就是饮食有度，每天的进食量必须恰到好处，不要让自己饿着，也不要把自己吃撑了。

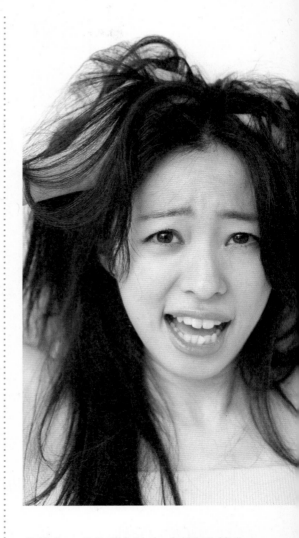

❀ 不良情绪

　　人要健康，心理健康也很重要。肝脏是人体最大的排毒工具，如果我们长期被一些烦恼的事情所困扰，就会使体内本该流动的气处于停滞状态，时间一长，就会逐渐消耗肝的能量，使肝气郁结，无法很好地排除体内毒素，导致毒素越积越多，影响人体健康。现代研究认为，不良的情绪变化是癌症的"活化剂"。当人长期处于忧郁、焦虑或悲伤等负面情绪中时，往往是癌症发生的前奏。养生要养心，保持良好的心态是养生排毒的关键。

3. 湿邪最难祛除

> 湿邪一旦入侵人体，就很难祛除。因为湿为阴邪，具有重浊黏滞的特点，最易阻碍气机的运转，造成阳气虚衰。

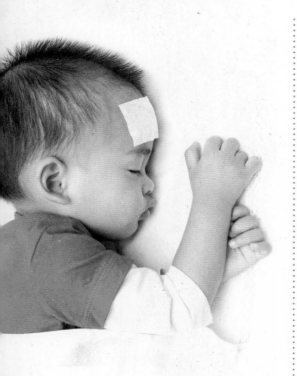

❀ 致病六邪

《黄帝内经》中提到："人以天地之气生，四时之法成。"意思是，人体要靠天地之气提供的物质条件而获得生存，同时适应四时阴阳的变化规律，才能健康长寿。

人类生活在自然环境中，不可避免地要与自然界各种气候变化"打交道"。大自然有春、夏、秋、冬四季交替的变化。从五行上看有木、火、土、金、水的变化，由此，出现了风、热、湿、燥、寒的气候。在几千年的遗传与进化中，人体变得非常"聪明"，当气候发生变化的时候，内部脏腑系统也会跟着气温的变化而自动调节工作状态，从而使人体的生理活动与风、热、湿、燥、寒的变化相适应。

在一般的情况下，气候变化对人体都是无害的，但是如果气候变化反常或过于急骤时，很多人的身体元气不足，抵抗力较弱，一时难以适应这种异常的气候变化，就会产生疾病。中医学把这种反常的气候变化称为六淫。由于六淫属于不正之气，所以又称其为"六邪"，属于外感性的致病因素。并且认为，在这六邪中，最难缠的就是湿邪。

❀ 湿邪难祛

湿邪经常会和其他邪气"狼狈为奸"，互相勾结在一起侵入人体而使人发病。比如，如果遇到风邪，就会形成风湿；遇到热邪，就会形成湿热；遇到寒邪，就会形成寒湿，而且还会滞留在五脏六腑之中，通过十二经脉布延至全身。这也就是湿邪一旦找上门，人就会从头到脚、从里到外出现各种病变症状的原因。

被湿邪侵害的人，就像是穿了一件潮湿的衣服，浑身难受。中医学有句话叫作"湿重如裹"，这种被包裹着的感觉就是指身体对湿邪的感受。体内湿邪重的人总觉得身体非常沉重，皮肤与毛发容易出油，整个人都提不起精神，女性往往还出现白带增多、浊臭等，严重影响个人形象与身体健康。

湿邪易入侵人体，很难祛除。因为湿为阴邪，具有重浊黏滞的特点，最易阻碍气机的发展，造成阳气虚衰。而阳气正好是湿邪的"克星"，阳气一旦虚衰，就很难祛除体内的湿邪，而体内的湿邪越严重，阳气就越虚衰，从而形成了恶性循环。所以又有一句话叫作"千寒易除，一湿难祛"。

❀ 预防湿邪

湿邪不仅除去较慢，而且还具有缓和、不易察觉的特点。它不像风寒那样，刚一发病，人体就会产生寒冷、咳嗽等症状，而是像"温水煮青蛙"一样，在不知不觉间悄悄地侵入我们的体内，逐渐扩散并停滞在人体的不同部位。当我们察觉到体内存在湿邪时，往往症状已经较严重了。所以，我们应该事先做好预防湿邪的工作，不能等身体明显出现湿邪的症状时再开始祛湿。

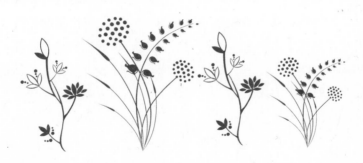

4. 坏习惯易致湿邪入侵

> 湿邪可谓是现代人的健康大敌，绝大多数人的体内都潜伏着湿邪，除了环境因素之外，和我们的日常饮食与生活习惯都有着直接的关系。

现代人的运动量越来越小，年轻的学生天天坐在教室里，上班族每天坐在办公室里，放学、下班后也多数坐车回家，回到家后不是坐着看电视就是玩手机，几乎所有的行程都变成了"坐"。

❖ 多动祛水湿

如果长时间不运动，体内的血气流通就不够顺畅，体质也会渐渐变成阴盛阳虚，无法很好地升发阳气，难以及时排出体内的水湿，体内的湿气会不断地淤积，形成湿邪。同时，由于缺少锻炼，脏腑功能也会逐渐衰退，影响脾胃运化功能。当脾胃运化失常，没办法很好地把体内多余的水湿排除出去时，这些水湿就会在体内滞留，形成湿邪内郁。

对于体内湿邪较重的人来说，适当的运动是必需的。经常运动不仅对身体健康有益，更能活血祛湿，帮助身体排出多余湿气。因此，没事的时候打打太极拳，练练瑜伽，或者散散步都是非常不错的。即使你没有时间运动，坐一段时间后也要起身活动一下筋骨，或者自我按摩一下身体，都能达到排湿行血的目的。

❖ 清淡饮食

除了少运动之外，许多人爱吃甜的、油腻的食物，这类食物难以消化，吃得多了，就会壅积在肠胃里，使肠蠕动的能力下降，很容易产生便秘。如果长期便秘，人体的排毒功能也会随之下降，体内湿热与秽浊都郁积在大肠里，很容易产生湿热，进而形成湿毒。这类便秘的特点是排便较困难，排泄物偏软、黏腻，不成形，而且气味较大，总会沾马桶，不容易冲走，中医叫作"湿秘"。爱吃甜腻食物，除了易形成湿秘外，还很容易造成痰湿。

中医认为，痰湿的产生主要与脾胃有关，如果饮食不节，就会对脾胃造成损害，运化无力，体内的湿邪也因此凝聚不散，就像是胶着的油脂一样沉积在人体各处，同时也会淤阻血管，令气血无法顺利地流通。因此，痰湿的人多数体形偏肥，油光满面，也常患有高血压、高血脂和高血糖等疾病。为了身体健康着想，痰湿的人一定要改变饮食习惯，做到清淡饮食，多吃粗粮与果蔬，不可暴饮暴食，平时吃饭应以七分饱为宜。

❀ 注意保暖

湿为夏之主气，很多人不重视养生，到了夏季就离不开空调，爱喝冷饮，爱吃凉菜。该出汗的时候不出汗，就会导致体内的汗液挥发不出来，从而使湿气滞留体内。再加上冷饮与凉菜都属于寒湿之物，偶尔吃一些无所谓，但长时间如此饮食就会导致人体内产生大量的湿邪，还容易造成气虚，进而演变成虚湿。

还有，女性如果不注意保暖，常吃寒凉食物，寒湿之气很容易驻留在女子的胞宫，导致痛经或经血稀少，严重时还会影响生育。因此，夏季时注重保暖，平时少吃寒凉食物，对女性还是很有必要的。

❀ 居住场所多通风

我国南方地区大多处于亚热带季风区内，四季不分明，降水量较大，还有大量的湖泊河流。南方的独特气候往往导致当地环境较潮湿，也十分容易为长期生活在南方的人们带来困扰。清朝著名医学家叶天士在《温热论》中指出："吾吴湿邪害人最广。"

很多北方人习惯了干燥清爽的环境，到了南方很难适应潮湿闷热的天气，若不注重做好居住场所的通风工作，也容易导致湿邪伤身。由于湿邪的特点是向下走的，湿邪散不出去就易产生泌尿道疾病、足癣、湿疹等。中医有"行气流湿"一说，只要通风工作做好了，气行则湿散。因此，长期居住在南方地区的人要特别注意防湿，平时应经常开窗换气，适当让房间接受日照。在潮湿的季节里，可以购买一些干燥剂、活性炭等放在墙脚、衣柜、抽屉等地方，帮助祛除湿气，避免湿邪伤身。

5. 湿邪导致失眠

> 失眠令很多人困扰，经常失眠会让人困乏、疲倦、头痛、头晕、食欲减退，严重影响生活和工作。很多人并不知道，体内湿邪过重，是导致失眠的重要因素之一。

失眠是现代人最常遇到的问题，几乎每个人或多或少都遇到过失眠的情况：难以入睡，不能熟睡，噩梦多多，容易被惊醒，睡过之后精力没有恢复等，这些都是失眠的表现。

经常失眠会使人感到疲劳、不安、全身不适，并且使人无精打采、反应迟缓、头晕头痛、记忆力减退，严重的还可能导致精神分裂、糖尿病和心脏病等。

❀ 湿邪重易失眠

工作繁忙，经常熬夜通宵工作，压力太大，都是失眠的因素之一，但也有可能是体内湿邪较重。

一般的情况下，体内湿气重的人往往嗜睡，但是睡眠质量却不佳，起床却还是觉得十分困倦，精神不济。湿邪一般是因脾胃失和而引起的。俗话说，"胃不和，卧不安。"中医认为，脾与心之间关系非常密切。如果脾胃功能失调，宿食停滞或胃肠积热，胃失和降，浊邪或热邪就会内扰心神，造成心神不宁而失眠。

❀ 养好心脾助睡眠

每逢夏天，中医院就会迎来很多中年患者，他们都说自己已经失眠好一段时间了，晚上睡觉时总觉得身体闷热，心情烦躁，即使开着空调也没多大作用。由于晚上睡不好，白天的工作也受到影响。他们原本想利用药物来助眠，又怕副作用较大，于是前来求诊。

中医认为，这是内湿邪较重所致，再加上是夏天，暑热较重，导致邪热扰心、神明内乱，因此晚上睡觉时总觉得烦躁闷热，难以入睡。想要治疗因湿热所致的失眠，最好的办法就是养好心脾，祛除湿热，才能提高睡眠质量，提高白天的工作效率。

❦ 安眠祛湿用酸枣仁

　　酸枣仁具有非常好的安眠效果，而且还能养心安神，维护脾胃正气，防止湿热邪气的产生。中医推荐患者平时饮用酸枣仁茶，每天饮用一杯便可；平时还可以多吃一些具有祛湿利水作用的食物，如薏米、冬瓜等；也可以把酸枣仁与薏米放在一起煮，做成汤品饮用。除此之外，在临睡前，最好活动一下身体，做些简单的拉伸动作或瑜伽体式，能加强胃肠蠕动，改善身体血液循环，提高睡眠质量。

❦ 热水泡脚有益睡眠

　　用热水泡脚也能改善睡眠。还可以捏捏脚趾，敲击脚心，一来可以促进新陈代谢，促进血管的血流更加顺畅；二来还能解除疲乏，放松身心，使人更易于入睡。

　　只要我们把身体调理好了，体内不湿不热，那么想要获得优质的睡眠就不再是难题。

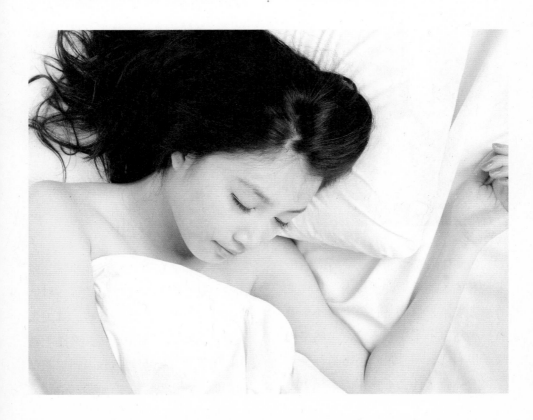

6. 湿气让精力变差

> 湿邪缠身的人，精力都不太旺盛，因为人的精神是靠阳气来维持的，如果阳气受湿邪影响，阻碍清阳之气升出，人就容易变得困倦嗜睡，也没有精力工作和学习。

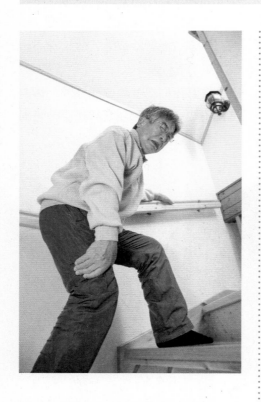

如果体内有湿邪，就会给人们带来种种的不适感。许多体内湿气较重的患者表示，他们平时总觉得嗓子里有一种黏腻不干净的感觉，虽然觉得嗓子里有痰，却总是吐不出来；平时觉得身体背了什么重物似的，早上起床后觉得腿肚子又酸又沉；虽然没什么大毛病，但全身上下都不舒服。

患者李先生就出现了这样的情况。他是某公司营业部经理，日常工作十分繁忙，很少运动，平时就觉得精神不济，到了阴雨连绵的梅雨季节，精神状态就更糟糕了，总觉得犯困，身体沉重无力，以前半天便可以完成的工作，现在却要花上两天甚至三天才能完成。除了精神萎靡不振外，他还出现了湿秘、厌食、小便浑浊、胸闷气短、双腿变得浮肿、舌苔厚腻等症状。

❈ 湿邪黏浊

李先生之所以产生这些症状，原因就是体内湿邪过重，阻滞了气机运化。由于他平时就缺少锻炼，体内本来就已经积累了不少湿气，又遇上梅雨季节，外界潮湿侵入体内，加重体内湿邪，令体内气机变得更加失常。

湿邪的最主要特征就是黏浊。"黏"是指体内一旦湿邪过重，就会影响阳气的升发，像是一张蜘蛛网一样把体内的气机困住。一般被湿邪困住的患者，精力都不太旺盛，整个人都变得懒洋洋不愿意动弹。人的精神是靠阳气来维持的，如果阳气受湿邪影响，阻碍清阳之气升出，人就容易变得困倦嗜睡，平时可能连手臂都抬不直，也没有精力吃饭。

关节酸重

如果进一步发展，湿邪入侵到脏腑，黏住中焦这个升降气机的枢纽，喉舌就会有一种黏腻不爽的感觉，神疲乏力感更加明显。而且湿邪还具有趋下性，发病时多见下肢水肿，如果这时风邪入侵，还会造成关节酸痛沉重，活动不利，带来风湿病的隐患。

皮肤油腻

"浊"是指湿邪易束缚脾胃的运化能力。脾胃的功能就是升清降浊，如果脾的运化能力不行，清阳上升无力，浊阴下降失衡，清浊就会纠结在

一起，在体内留存。很多时候，想知道一个人是不是体内有湿邪，看外表就能了解。体内有湿邪的人皮肤状态往往比较糟糕，很容易长痘痘，T字部位容易出油，常伴有口臭和体味等症状，这些都是"浊"的表现。

小便黄浊

除了外在，体内有湿邪的人的排泄物也非常"浊"。正常人的小便虽然微黄，却具有透明度，质地清亮，但体内湿浊较重的人，其小便就较浑浊，质地稠浊而油腻，每次排泄都不痛快。

为了尽快摆脱黏浊状态，全身心投入工作中，平时应注意保养身体，提升阳气，保证生活环境干燥，遇上连日阴雨的季节，应开排风扇、空调等除湿；在天气较好的日子里积极晾晒衣服、被褥等；多吃一些白扁豆、红小豆、玉米等祛湿的食物；还可以取生姜煎水泡脚，从而达到祛湿清浊的目的。

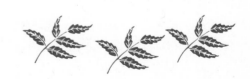

7. 湿邪导致慢性病

> 　　湿邪是万病之源，为黏腻之邪，难以祛除，还可发于人体各个部位，传导至五脏六腑、经脉、四肢等处，许多慢性疾病都是因为体内有湿邪聚集而引起的。

　　生命对于每个人来说都只有一次，为了延长寿命，提高生活质量，养生越来越受到重视。但许多人却并不知道如何正确地养生，有很多人因为体内湿气较重，行动乏力，误以为是体质虚弱的表现，因此购买了大量补品，认为多吃补品就能有益身体。

　　但如果体内有湿邪，就算吃再多的补品，也如同隔靴搔痒，难以起到作用。甚至因为吃太多补药，反而加重了脾胃的负担，令痰湿内聚，加重体内湿浊蕴结。

❀ 湿病可发于全身

　　湿邪是万病之源，如果把我们的身体比喻成房子，湿邪就像是房子里的"家贼"。一旦外来的病邪入侵人体，湿邪就会与其"勾搭成奸"，成为寒湿、湿热、风湿。而且湿邪为黏腻之邪，特性为污浊、黏滞，不仅难以祛除，而且还可发于人体各个部

位，传导至五脏六腑、经脉、四肢等处，表现出不同的疾病或症状，许多常见慢性疾病都是因为体内有湿邪聚集而引起的。

❀ 湿邪引发肝病

　　如湿邪停留在肝脏，日久则易造成肝胆湿热，以致肝失疏泄，胆汁外溢，浸渍肌肤，则发为黄疸，或造成胁肋灼热胀痛，诱发慢性肝炎、肝硬化、慢性胰腺炎等症。

❀ 湿邪引发肾病

　　如湿邪停留在肾脏，则易诱发各种肾脏疾病。刘完素在《黄帝素问宣明论方》中说："湿气先伤人之阳气，阳气伤不能通调水道，如水道下流淤塞，上流泛滥必为水灾。"在一些肾病的病变过程中，先由湿热之邪入侵，或感风邪夹

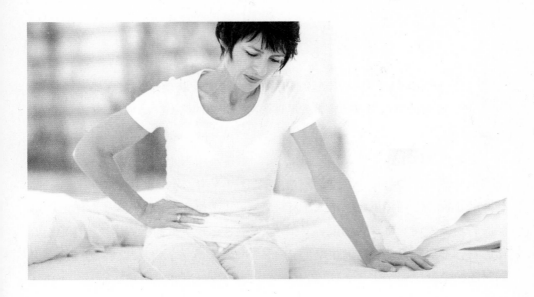

湿，一旦风邪离去，湿邪化热留恋为患，及时施以清利湿热的方药，未见湿热伤阴之象，则病情易于控制。一旦湿热伤及气阴，病情缠绵不愈，则转为慢性肾脏疾病，如慢性肾炎、慢性肾衰竭等症。

❀ 湿邪引发慢性病

如湿邪停留在血液，则使血液黏稠度增加，血流速度必然减慢，日久必影响人体重要器官的血液供应，易诱发高脂血症、动脉硬化等症；如湿邪停留在脾胃，则易造成脾胃运化无力，无法及时转化人体的糖分，易诱发糖尿病、慢性胃炎等症；如湿邪下注，则易诱发泌尿系统疾病和生殖系统疾病，如尿路感染、前列腺炎等症。

想要养生保健康，就要先除湿，再针对性地进补，才能取得好的效果。在饮食上，必须避免进食甜腻食物；尽量避免在日常生活中淋雨、涉水或居住在阴暗潮湿之地；平时多做运动，养成健康、有规则的生活习惯，以防止湿邪侵犯。如果体内已经有湿邪内蕴，更要重视祛湿工作，平时多晒晒太阳，可以多吃些化痰祛湿的食物，如薏苡仁、红小豆、白萝卜等。只有将体内多余的湿气祛除出去，才能防治疾病，从而达到健康养生的目的。

8. 要养颜，先除湿毒

『　　保持年轻美丽的容颜，拥有细腻清爽的皮肤是每个女性都渴望的，但如果体内有湿邪，就会严重影响到外在的美丽。』

　　我认识一位年轻女性，平时挺爱美的，也注重保持身材，就是爱吃一些辣的食物，吃得多了，就造成了肝胆脾胃功能失调。辛辣食物很容易损伤脾胃，邪热犯胃，导致内生湿邪，同时还会令肝胆郁结化热。体内的毒素排不出去，脏腑环境就会变得又湿又热又毒，外形也会变得难看。

　　这位年轻女性，因为体内湿、热、毒较重，面上冒出了不少痘痘，一天不洗头，头发就会变得油腻腻的。更加令她感到尴尬的是，下体还

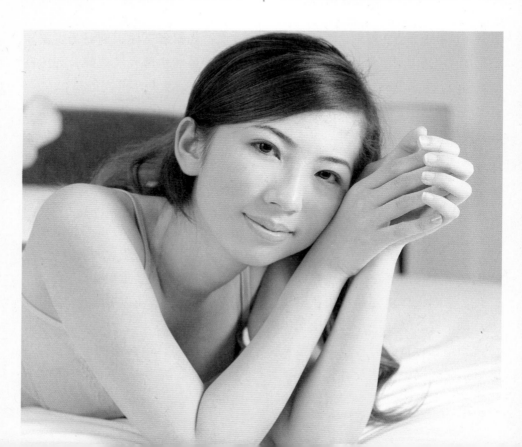

出现了阴部瘙痒、白带增多的现象，而且白带还散发出浓浓的腥臭味儿，实在让人难堪。

湿毒过盛

前面提到，湿邪具有黏浊的性质，而且属于阴邪，会耗损身体的阳气，可使气血运行缓慢。身体缺少足够的能量将内部的废弃物与毒素排出，这些废弃物与毒素就会堆积在人体内部，越积越多，使人体内部变成堆满废弃物与毒素的"垃圾场"。

许多人都有过这样的生活经验：把一堆干燥的脏衣服堆放在一起，并不会产生很大的异味，但如果把湿的脏衣服堆在一起，再遇上炎热天气，臭味可就大了。人体也是一样，如果身体内部充满湿、热、毒，就会影响容颜，同时还会散发出难堪的异味。

不排毒易衰老

如果体内毒素过多，还会经血液循环进入人体的不同器官，不断污染体内环境，影响人体的新陈代谢，从而产生过多自由基。自由基是一种非常活跃的活性分子基团，通常是人体代谢的产物，具有强氧化性。拥有适量的自由基对人体有好处，可保护身体免受化学物质等外来物的侵害。但如果体内自由基含量过高，就会损害身体的组织和细胞，进而引起慢性疾病及衰老效应，让皮肤变得干燥、松弛。

祛湿养容颜

想要拥有青春美丽的外表、清新的气味，就要先除湿、热、毒。日常生活中忌食辛辣、甜腻的食物，并尽量少吃鱼虾等海鲜，因为这些食物最易助长体内的湿热，使阴部瘙痒、白带异味的症状变得更加严重。莲藕具有利尿排湿的作用，还能促进体内废物快速排出并净化血液。我们平时也可以多食用一些莲藕类的菜肴，或者把新鲜莲藕榨汁食用，不仅不会流失营养，而且还具有凉血养阴的功效，防止妇科疾病找上门来。

除此之外，平时应选择透气性好、舒适干爽的内裤，注意保持身体清洁干净；平时应适当进行瑜伽、散步等运动，使身体新陈代谢恢复正常，运动还能让身体气机恢复正常，有利于身体湿邪的排出。

9. 要长寿，必须祛湿

> 对于中医来讲，人体健康的基础无外乎一个平衡。生命是一种稳定的状态，这种稳定取决于体内的平衡。体内过燥过湿，都会产生疾病，难以达到养生和长寿的目的。

只要人体内部不燥不湿，阴平阳秘，人就会气血通顺、脏腑调和，情绪也顺畅。如果人体内部变得燥热，或湿气过多，阴阳失衡，健康就会出现偏差，轻一些的是亚健康，发展到一定程度就会演变成疾病。

❀ 阴阳失衡

人身上的疾病千奇百怪，不计其数，有许多疑难杂症甚至连统一的名称都没有，但不管疾病有多少种，有多么难治，归根结底症结只有一个，那就是体内失去了平衡。《黄帝内经》里说过："阴胜则阳病，阳胜则阴病。"人体内的阴阳平衡本来应该是相对平衡的，如果体内阴寒偏盛，就会耗伤阳气，使阳气偏衰，出现恶寒、肢冷等寒性病变；如果体内阳气偏亢，脏腑经络机能亢进，就会耗伤阴液，出现各种伤津、伤阴的病症。

❀ 燥湿平衡

在调理体内气机时，也要讲究平衡。如果体内过于干燥，缺少津液的滋养，就会出现唾液分泌减少、口角干裂、吞咽困难等症状，严重时还会损伤肾脏，诱发间质性肾炎；如果体内水湿过重，就会使肝胆、脾胃功能失调，受纳运化失职，升降失常，引发各种疾病。

中国儒家文化向来提倡中庸之道，认为"不偏不倚谓之中"。而中医也向来讲究"不偏不倚"，尽可能使人体达到平衡的状态。如果人体阴阳偏倚，体内过燥过湿，都会产生疾病。那么，要如何才能令人体达到相对平衡的状态呢？

❀ 法于阴阳

《黄帝内经》认为，人如果能够按照"法于阴阳，和于术数"的总原则去养生，就能达到阴阳平衡、体内气机不燥不湿、健康长寿的目的。

所谓"法于阴阳"，包含两层含义：一是效法外在的阴阳，也就是天地自然的阴阳，按照自然界的变化规律而起居生活，如"日出而作，日落而息"，随四季的变化而适当增减衣被等；二是养生还要调和体内阴阳，保养好我们的五脏六腑，令经络通畅，气血正常运行，才能达到防病治病的目的。

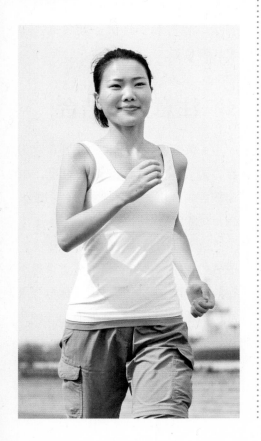

❀ 和于术数

所谓"和于术数"，是指养生要有合适的方法技术，根据正确的养生保健方法进行调养锻炼。要懂得控制自己的情绪，保持心境平和、精神恬淡。心情平和了，就有助于保持体内平衡。平和的心态避免了过喜伤心、过怒伤肝、过忧伤肺、过恐伤肾，使脏腑功能良好，人体的免疫力就能增强，疾病就难上身，自然利于身体健康。

平时要适量运动，促进身体新陈代谢；平时可给自己的身体做做按摩、艾灸、刮痧。

根据季节变化来调整饮食，天气炎热少吃高脂厚味及辛辣上火之物，饮食应以清淡质软、易于消化为主；天气寒冷时吃一些具有助阳养血、祛风散寒功能的食物。

保持身体不燥不湿，既不过分也不偏衰是生命活力的根本，只要懂得合理养生，使身体处于一种阴阳相等、各无偏胜、平衡协调的状态，疾病就会远离我们，才能达到健康长寿的目的。

10. 中医祛湿六大要点

> 中医一向推崇"未病先防"，《黄帝内经》就强调了这一点，"善治者，治皮毛，其次治肌肤，其次治筋脉，其次治六府，其次治五藏，治五藏者，半死半生也"。疾病刚发生时，邪气侵袭人体的浅表，此时医治比较容易。

拖延越久，人体内的邪气就越深，治疗也就越发困难。如果邪入五脏，病根已深，正气已衰，病情已发展到危重阶段，即使良医，恐怕也会觉得太棘手。

祛湿也是这样，拖得越久，湿邪就会在人体内扎根越深，所以应该在湿邪对人体还没造成太大影响之前，先做好祛湿工作，事先避免体内水湿过剩。

❀ 饮食宜清淡

日常饮食宜清淡，少油腻，以温食为主，不仅要做到定时，还要做到定量，少食多餐，细嚼慢咽。不吃过冷、过烫、过硬、过辣、过黏的食物，以养护脾胃。

养好脾胃对防湿祛湿工作非常重要，因为我们的脾胃主要负责运化水湿工作，只要脾胃运化能力正常，就能把体内的多余水分运出去。中医学认为，淡味食物有利水渗湿的作用，在潮湿天气里，不妨多吃一些具有利水渗湿效果的食物，既丰富了餐桌，也有利于排湿，如冬瓜、玉米、鲫鱼等。

❀ 注意劳逸结合

《黄帝内经》里说："脾在志为思，过思则伤脾。" 思虑过度，就会伤害到脾胃，从而导致身体功能失衡，对健康是不利的。

当人们面对某一问题思虑过度，或者思虑时间过长，经常感觉百思不得其解的时候，就超过了人体自身所能调节承受的限度，从而成为一种致病因素，不仅伤脾，还会伤害到肝脏。脾脏肝脏一伤，身体免疫力也会跟着下降，湿邪就会趁机侵入人体，诱发各种疾病。

❀ 适量运动

平时适量地进行体育运动，不仅能固护体内元气，还有助于气机的通畅，改善脏腑自身的血液循环，促进排出体内湿邪。

❀ 保暖防湿

寒邪最易耗伤体内阳气，阳气一伤，就很难抵御湿邪的入侵了。因此我们平时就要做好保暖工作。不仅在天气寒冷的时候要保暖，春夏季节也要防止受寒，尽量不吃冷食，不要长期待在空调房里。

❀ 保持环境干燥

如果长期生活在潮湿环境中，外界的湿邪就会借此机会入侵人体，令人周身困重。因此，应保持起居住处干燥，每日可在早中晚各开窗通风一次，每次 15 分钟为宜，这样既保持了室内空气的清新，同时也能避免室内过于潮湿。平时不要直接睡在水湿较重的地板上，不要淋雨或穿湿衣服。如不幸淋雨，可喝上一碗姜水，以帮助驱散体内湿气。

❀ 多按摩、艾灸

人体上有许多能祛除湿邪、保证身体健康的重要穴位。平时多给自己做一做按摩，来一场艾灸，不仅能排除体内的湿毒浊气，还可以提高身体免疫力，放松身心，补益元气，濡养脏腑。

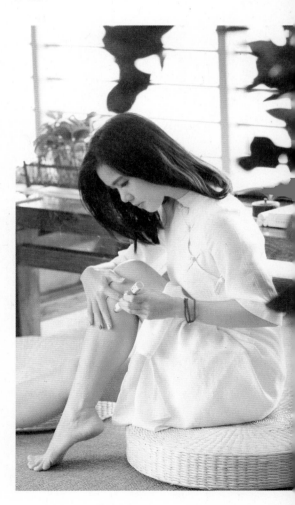

Part 02
湿气信号
自查自检

中医师诊断疾病，
总离不开"望、闻、问、切"四步，
通过观察和了解患者的身体情况，
就能基本将其患病原因查出来，
从而对症用药。如果我们也能像医生一样，
学会对自己身体进行初步诊断，
就能知道自己是否被湿气侵袭，
从而更好地祛除湿气，
将疾病扼杀在萌芽状态。

1. 发现湿气信号

> 如果我们体内有湿邪停滞，就会引起许多疾病。我们应该时刻保持警惕，自查自检，及早发现身体湿邪入侵的信号，并提早做出预防的措施，防病于未然。

湿邪会停留在我们的五脏六腑，阻断气血运行的通路，使机体的免疫力下降，百病丛生，如脂肪肝、心脑血管疾病等。

我们应该时刻保持警惕，自查自检，及早发现身体的状况，并了解自己的健康情况，才能知道自己是否正在遭受湿气的侵害，对症下药，及时调理，才会更快地恢复健康状态。

要怎么样才能知道自己的身体情况呢？

首先，可以通过五官判断。五官是指眼、耳、鼻、唇、舌五种器官，五官虽小，却能预测全身的健康。中医认为，人体的五官是身体五脏六腑的窗口，通过它们可以发现隐藏其中的疾病信息。每个官窍不但能反映与其相应脏腑的病变，同其他脏腑也有着密切关系。

五官在得到人体精气的滋养后就具有了不同的功能，如目得到精气的滋养就具有了看的功能；耳在得到滋

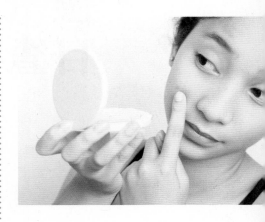

养后就有了听的功能；鼻在得到滋养后就具有了嗅的功能；唇、舌得到滋养就具有了品味的功能。当我们的身体出现异常和不适时，我们可以通过五官的表现及早判断出身体的健康情况。

除了五官，我们也可以根据生活中的一些细节来判断体内是否有湿气，通过人体表现出来的局部变化，可以了解和判断机体内在是否存在病变，并能在湿气滞留体内前，先将其祛除体外。

2. 面色

> 《黄帝内经》认为，"有诸形于内，必形于外"，意思是，人体内有了疾病，一定会在身体表面显现出来。

人的面色同五脏功能及气血盛衰密切相关。当机体功能健旺、气血生化充足，肌肤才能得到充分的滋养。反之，当机体功能低下，湿邪入体，影响气血运行，就会导致肌肤失养，面色缺少光泽。

观察面部颜色和表情，是中医望诊项目中非常重要的部分。特别是儿童患者，他们无法表达自己身体上有什么地方不适，往往只会哭个不停。所以医生从他们的皮肤的颜色变化来诊断疾病。通过看脸观面，可以得知人体脏腑、气血、皮毛、肌肉、精气等变化，对了解身体状况有相当重要的意义。

面色预警信号

● 如果面色红润，容光焕发，说明身体健康，五脏调和，体质平和。

● 如果面色偏黄，又有虚肿，给人一种又黄又胖的感觉，说明脾虚生湿。

● 如果面色萎黄，水肿较严重，唇色苍白，说明脾气亏虚，脾胃不和，体内有湿邪，属于虚湿。

● 如果面色萎黄泛红，如橘红色；尿色偏黄或偏红，说明体内有湿热。

● 如果面上出现痘痘，说明是肺胃湿热，阴虚火盛，使湿热淤积于面部，才会长痘。

● 如果面上长斑，说明脾虚湿盛，导致气血痰瘀积滞皮下，上蒸于颜面。

3. 眼睛

> 眼睛是我们的心灵之窗，也是视觉器官。虽然它所占的体表面积和容积非常小，但它的功能对我们的生活却至关重要。如果失去眼睛，我们就看不到东西，会给我们的生活带来极大的痛苦与不便。

眼睛之所以能目视万物，辨别色彩，全赖我们五脏六腑精气的滋养。眼睛的生理功能与全身脏腑状况、经络运行均息息相关。《灵枢·大惑论》中提到，人体"五脏六腑之精气，皆上注于目而为之精"。意思是说，人的眼睛为五脏六腑精气的汇聚之所，我们通过观察眼睛各个部位的不同状况，能够大概诊断出五脏六腑的基本病况，从而判断出身体的健康问题。

所以，中医望诊项目中的"望目"，就是通过观察患者眼睛的情况，判断出患者五脏六腑的盛衰变化，从而得知患者身体健康状态的，具有由外推内、见微知著的重要意义。通过观察眼睛的变化，我们可以知道自己体内是否存在湿气。

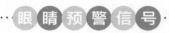

眼 睛 预 警 信 号

● 如果眼睛清澈明亮，黑白分明，神采奕奕，表示气血充足，体质不湿不燥，身体强壮。

● 如果眼皮水肿，多数是肠胃功能不佳，导致体内湿气积聚。

● 如果有下眼袋，而且下眼袋很大，则说明脾气不足，水湿运化不畅，体内有水湿滞留。

● 如果眼睛有黑眼圈，且颜色较深，说明脾虚湿盛。

4. 鼻子

> 鼻子就像是一张健康地图，将我们内在脏腑的健康状态反映出来。

鼻子在预报湿气方面显得尤其准确。患者脸上和鼻子上会出油增加，颜色发黄，黑头增多，或者鼻尖的颜色会有所改变。对于有湿毒的人来说，这种症状就更加明显了。

脾胃虚弱是湿邪产生的根源。一般的情况下，鼻头是脾脏的反射区域，鼻翼是胃的反射区域，当脾湿入侵，发生疾病后，其相应部位也会跟着有所反应。所以，平时对着镜子时，不要忘记多观察一下自己的鼻子，发现身体的秘密，争取尽早发现疾病，并且及时对其进行治疗。

一旦发现鼻子上黑头增加，鼻头或者鼻翼的颜色或者性状发生了变化，就说明体内湿气偏重，需要及早做出预防措施。

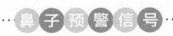

鼻子预警信号

● 如果鼻尖偏黑，说明体内湿气较重，应尽快排除。

● 如果鼻头与鼻翼较红，甚至形成"酒糟鼻"，说明脾胃有实热，体内有水湿滞留，属于湿热。

● 如果鼻头颜色偏黄，皮肤缺少光泽，说明脾气虚，水湿内停。

● 如果皮肤爱出油，特别是鼻子经常冒油，说明体内有痰湿。

5. 口腔

> 很多人都在经受着口腔异味的困扰。他们明明已经非常认真地刷牙了，也很注意个人清洁卫生，但就是解决不了异味问题。

其实你的口腔出现异味，除了口腔卫生之外，还有可能是身体出了问题。像口腔内部黏膜组织坏死，或出现龋齿，就会散发出一种异味。

很多人饮食习惯不好，喜欢吃油腻、刺激的食物，导致体内痰湿加重，身上不但生成很多疙瘩，还有口腔异味。这种口腔异味不是简单刷牙或者用漱口就能消除的。口腔出现异味相当不雅，给很多人造成了困扰。

除了口腔异味之外，中医认为，口腔如果出现异常的味觉，也是脏腑功能失调的一种表现，与肝、脾有着很深的联系。如果肝气不和，脾气虚弱，运化失常，消化系统就会发生紊乱，进而导致唾液中淀粉酶分泌异常，出现味觉失常。

因此，味觉异常也往往是身体脏腑失调的表现，也是患发某些疾病的"信号"，应该多加注意。

口腔预警信号

● 如果有口臭，并感觉脘痞胸闷，脸上容易长痘，说明脾胃积热，体内有湿，属于湿热。

● 如果感觉口内发甜，经常感觉口干、口黏，气短体倦，多数是痰湿困脾，以致脾胃热蒸。

● 如果感觉口内发苦、面色偏红、小便色黄，多数是脾胃湿热熏蒸肝胆所致。

● 如果感觉口舌黏腻、食不知味、大便溏薄、小便不利，多由寒湿困脾引起。

6. 舌苔

> 舌头由人体最强韧有力的肌肉群构成，是语言和味觉的重要器官。舌头不仅能让我们懂得饮食的乐趣和价值，而且还能反映出我们体内五脏的健康状况。

舌头上的舌苔由胃气所生，而胃为人体重要的消化器官，上承食管，下接十二指肠，承担着维持人体生命活动的重任，能将人体吸纳的精华在脾的运化作用下，使精微物质被吸收，化生气血，滋养全身。所以，我们内在气血的盛衰，五脏的精气盛衰，都能在舌苔上反映出来。通过观察舌苔，我们可以得知身体的健康状态与疾病的轻重变化。

观察舌苔前不宜进食，特别不能食用能将舌面染色的食物，如乌梅、橄榄和槟榔等。这类食物会将舌面染色，造成干扰，使人无法确切观察到舌苔的颜色与状态。观察前应漱口，面向亮处，舌尖微微下弯，不要卷缩，要充分地将舌体暴露出来。

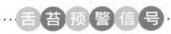

舌苔预警信号

● 如果舌苔颜色为淡淡的薄白，不滑不燥，较为湿润，说明身体健康，体质平和。

● 如果舌苔中心微黄，舌质颜色鲜红，舌苔腻厚而不润，感觉口苦，排尿量少，尿色赤黄，说明体内湿热较重，湿犯三焦。

● 如果舌苔发白，舌质偏白，说明体湿脾虚，并有气血两虚的症状。

● 如果舌苔发黑，说明体内寒气过重，脾胃功能很差，体内有很重的寒湿。

● 如果舌体肥胖，舌苔腻而润，并感觉体重倦困，胸闷不适，说明体内痰湿较重，痰浊上逆，肠胃的消化功能较差。

● 如果舌质松软而无弹性，舌体肿大，有浮肿感，或边有齿痕，经常感觉体乏无力，说明体内脾虚湿盛，属于虚湿。

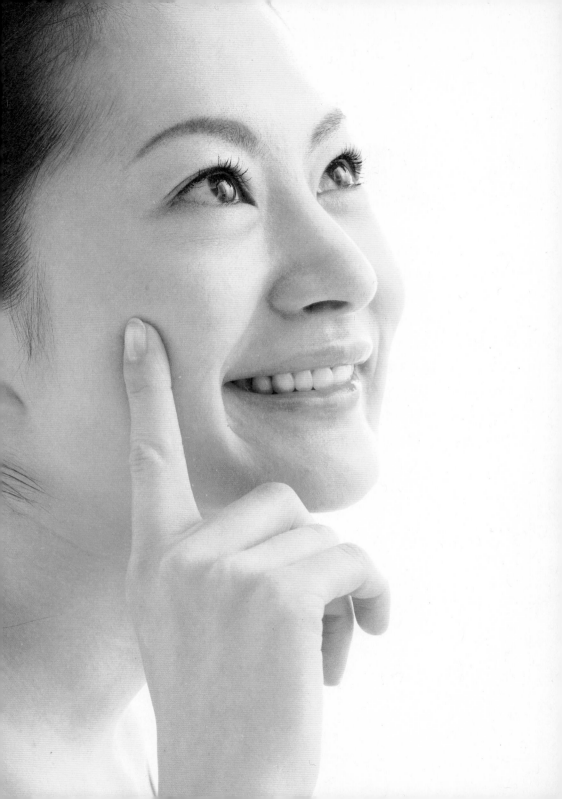

7. 其他

> 湿邪有一个重要特点就是重浊。具体来说，重浊又可分为"沉重"与"秽浊"，人体内部如果存在过多湿邪，就会感觉活动吃力，经常产生一种沉重感，常见身重如裹、四肢懒动等表现。

如果湿邪停留在关节，还会表现为关节疼痛重着，僵硬难屈。如果人体存在湿邪，其排出物与分泌物往往变得秽浊不清，如头发与皮肤很容易出油、湿疹浸淫、小便浑浊、大便黏滞等，这些都是湿邪秽浊的表现。

通过观察日常生活中的一些细节，我们就能知道自己体内是否存在湿邪。同时，湿邪的类型很多，临床表现比较复杂，不同的湿邪有不同的表现，通过这些细节，我们还能知道体内的湿邪属于什么类型。明辨病因病症，才能准确对症治疗。除了下述其他预警信号的一些典型症状外，最好的确诊方法是当身体不舒服时，请中医进行诊治。

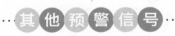

其他预警信号

● 如果睡醒之后感觉非常疲倦，时常犯困，身体沉重，就像是穿着一件湿衣服，说明体内水湿较重。

● 如果大便不成形，经常黏在马桶上，总是冲不干净，小便色黄或溲臭，是体内有湿热的表现。

● 如果头发爱出油，发丝总是粘在一起，头皮屑多，说明体内有痰湿。

● 每要下雨或下雪，气温下降，四肢关节总会疼痛不止，部分人还会出现红肿、发热，甚至无法活动四肢，说明体内有风湿。

● 如果体形虚胖，容易腹胀，特别容易疲劳，体力不佳，身体抵抗力较差，说明体质属于虚湿。

● 如果出现湿疹，爱困懒动，精神不济，说明体内有湿毒。

Part 03
祛寒湿

到了寒冷天气，

很多人即使穿再多再厚的衣服，

依然缓解不了手脚冰冷。

如果阳气不足，气血运行不畅，

四肢末端的气血供应不及时，

就会出现手脚冰凉的现象。

寒湿的特性是冰固、凝滞，

对人体的卫外功能和器官功能

有限制力和约束力。

注意保暖，

防止寒湿伤身是养生的重点。

1. 寒湿的症状

> 寒湿会导致人体功能紊乱，使人经常出现四肢寒冷、头晕头痛、胸闷等症状，女性往往还有痛经的问题。长期处于寒湿的状态，还会令脾胃出现问题。

现代人很多都有手脚冰凉的毛病，经常听到有人说四肢总是冷冰冰的，到了夏天手脚也不热，冬天就更冷了，放在被窝里捂一宿也不热，爬几步楼梯就会感觉气喘无力。

❀ 寒湿成因

不爱运动、久坐不动、过度节食等造成脾胃虚弱都会让我们体内的阳气渐渐流失。外在的静止，会导致内在的气血运行缓慢，就像是河道里水流流动过慢时，会在河床沉积淤泥，体内气血运行过慢时，也会渐渐在体内酝酿出湿邪。

阳气就像是人体的太阳，为我们的身体提供着一个温暖的环境，如果经常运动，体内阳气旺盛，就能帮助我们驱散湿邪；就像是一件湿衣服放在大太阳底下，过不了多久就会被晒

干。一旦阳气不足，身体细胞的生命活动将会衰退，人就没有精神，做什么事都提不起劲来，身体还会长期处于寒冷的状态；就像是把一件湿衣服放于又冷又下雨的环境下，晾多久都不会干，还会越来越潮湿。

❀ 寒湿的表现

内在气机凝滞，外邪也会趁机入侵人体，当从外面入侵的寒邪遇上了内在的湿邪，就变成了寒湿。

寒湿会导致人体功能紊乱，使人经常出现四肢寒冷、头晕头痛、胸闷等症状，女性往往还有痛经的问题。长期处于寒湿的状态，还会令脾胃出现问题，如腹痛、反胃、不思饮食等，消耗更多阳气，令身体更加虚弱，此时感冒病毒就会趁机而入。所以寒湿的人特别容易感冒。

2. 阳虚体质容易寒湿

> 我们的身体就像是一所银行，而阳气就像是存在银行里的钱。想要身体健康强壮，就要在身体这所银行里生发、储藏好阳气。只有阳气充足，才能抵挡疾病的侵扰。

现代人大多动脑多，运动少，而且还长期待在密闭的空调房中，很少流汗，阳气得不到补充。同时，很多人还爱吃一些寒凉食物，喜欢穿露脐装之类的，这样一来，就会把本来不多的阳气给耗散掉了。

❀ 阳虚体质

本来就没有给"银行账户"补充"存款"，还不注意节省开销，那不很快就花光了吗？时间长了，就会形成阳虚体质，免疫力也会下降，寒邪与湿邪就会找机会侵入"银行"，在内部停滞下来。

身体里有寒湿，就像是穿了一件湿衣服，让人觉得又冷又湿，十分不自在。除此之外，还会引发种种不适。如果寒湿停滞在头部，就会引起头痛、头晕；如果寒湿停滞在四肢，就会造成手足冰冷不温；如果寒湿停滞在腹部，就会引起腹痛、腹泻，女性还会出现月经不调、痛经、白带异常等种种不适。

❀ 滞凝气血

寒湿之所以会引起身体上的种种疼痛，是因为寒湿具有滞凝气血的特点。气血就像是人体内的河流，如果温度过低，河流就会冰封，中医有句话叫作"痛则不通，通则不痛"，意思是说，人体气血经脉畅通则身体正常，不会感觉疼痛或不舒服，而气血经脉不通就会引起疼痛或疾病。

只要我们注意养护身体，少吃寒凉食物，避免身体的热气外泄，多做运动，把体内的阳气提升起来，寒湿自然就会排出体外。气血循环畅通，疼痛也就从此消失了。

3. 寒湿伤肾致病

『　　如果不注重保养身体，寒湿就会入侵身体，像蚕食桑叶一样，令肾气变得虚弱，使元阳损耗过大。想要保养肾脏，就要做好防寒祛湿工作，以防止寒湿伤肾。』

自古中医就有"肾为先天之本"的说法。人体的形成是肾所藏之精互相结合的结果，是生命存在的物质基础。肾中藏有的精气，是人体生长发育的原动力，是人体的能量库。

肾气不固，月经就会出现异常。肾气不固还易引起脱发、腰部酸痛、身体水肿等现象。因此，想要保养肾脏，就要做好防寒祛湿工作，以防止寒湿伤肾。

❀ 寒湿伤肾气

肾脏为生命提供的原动力，也不是源源不断的。中医认为先天赋予生命的基本物质都是有一定限度的。如果不注重保养身体，让寒湿在我们身体停留，寒湿就会像蚕食桑叶一样，一点点地吃掉我们体内的先天之本，令肾气变得虚弱，不能固摄肾精，中医又将这种情况称为"肾气不固"。

"肾气不固"有一个很突出的特征，就是固摄的能力减弱。肾气就如同一个"守护神"，守卫着肾中之精。一旦肾气不固，"守护神"就无法履行守卫职责。男性肾气不固，就会出现遗精或者是阳痿的情况；女性

❀ 补肾生阳

想要改变肾气不固的状态，可以用"食疗内调，运动生阳"的办法，即食疗与运动同时进行。

食疗当以补肾固涩为主，同时兼以"温阳、益气、固涩"的调补方法。也就是一方面用补肾药，另一方面用具有收涩固摄作用的药材做成药膳，长期坚持，就能见到效果。

平时应该多参与户外活动，适当晒太阳，呼吸新鲜空气。经常进行锻炼不仅有利于新陈代谢，还可以增强肾脏的排泄能力和吸收能力，刺激肾上腺素分泌，是补肾气生阳气的一种有效的方法。

4. 夏天更应防寒湿

> 炎热夏季，经常会满身大汗，从户外进入室内，很多人会马上打开空调或者风扇，对着自己吹；再吃上一支冰淇淋，就再好不过了。殊不知，此时寒湿之气最易侵入体内，造成感冒或受寒。

到了夏季，腹泻、感冒或受寒的人往往比平时还多。冬季天气寒冷，大家都懂得把自己裹得紧紧的，以保护体内的阳气不外泄。但是到了夏季，由于天气炎热，大家都忙着降低身体的温度，很少想着维持阳气。

如经常喝冰镇饮料；晚上睡觉时没有盖好被子；大汗淋漓地从室外回到家里，不等体温冷却下来就洗澡或吹空调……这些行为都会诱使寒湿进入身体，损伤阳气，刺激肠胃，诱发各种疾病。

❖ 寒湿伤脾

天热的时候，喝一些冰镇饮料，的确能消暑降温，但是喝得太多，就会将寒湿喝进身体里，还会对胃黏膜造成伤害，容易引起呕吐、泄泻等不适，而且容易患上胃病。

❖ 寒湿损阳

俗话说："夏不敞胸，热不晾背。"意思是就算天热也不应该露出胸口与背部，以保护身体阳气不致消散太多。倘若大汗淋漓就对着空调吹冷风，或者立即洗澡，更容易损耗体内阳气。

同时，当人体出汗时，毛孔为了散热而处于开放状态，如果在这时突然吹冷风或洗澡，寒湿之气就会从开放的毛孔侵入体内，造成感冒或受寒。因此，待在空调房时，应准备一件薄外套或披肩，在室内穿上，以避免身体着凉受寒。从室外进入室内时，要先把汗水擦干，让皮肤的温度降下来，然后再开空调或洗澡，避免寒湿侵袭，损伤阳气。

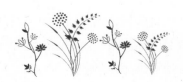

5. 生活中注意保暖

> 保持身体的阴阳平衡，是养生的根本。在日常生活中，我们应注意保暖，多运动，促进阳气生发，驱散体内湿寒，就能做到维持体内阴阳平衡，不热不寒，过上不生病的健康生活。

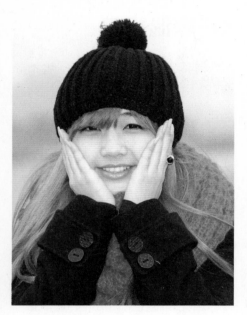

阴阳乃生杀之本始，万物之纲纪，也是生命活动的基础。我们的身体健康状态，很大程度都归根于我们体内的阴阳是否平衡。保持阴阳平衡，也是养生的根本。

但是体内寒湿重的人往往阳气虚弱，阴盛阳衰，比普通人更易受到寒邪的侵袭，一到冬天就觉得手脚冰冷，动不动就感冒咳嗽。

❈ 寒湿阳虚

清朝名医吴鞠通在《温病条辨》提到"湿为阴邪，非温不化"，说明湿邪是要用温暖的阳气来驱散的。而寒湿体质的人体内阴阳失衡，本来体内就缺少阳气，继续受到外界的寒气刺激，阳气就会被消耗得更厉害，更难把湿气驱出体外，并且很容易病倒。

我有一个朋友，他就属于寒湿体质，到了冬季特别容易患上感冒；每天早上起来上班，如果走得快一点，就会吸到一肚子冷气，觉得腹痛难受。我让他早上出门前切一片鲜生姜含在口中，让唾液与姜汁慢慢混合，然后咽下。他按着我的方法去做，感觉好多了，身体也温暖了起来。

生姜具有解表散寒、除湿化痰的功效。嘴里含一片姜能帮助人体抵御寒邪侵袭，驱散体内湿气。除了在冬季，夏天也应该适当吃些姜，或每天喝一杯姜茶，能够温暖肠胃，化解体内的寒湿之气。如果不小心被雨淋到，也可以切几片鲜生姜，煎水服用。生姜水具有很强的行阳散气的作用，身体内凝滞的寒湿之气散开了，人自然不容易生病。

❈ 背部保暖

在日常生活中，也应该注意做好保暖工作，特别要注意保持背部的温暖。因为背是督脉所在，感冒多因背部督脉受寒引起。而督脉总辖一身之阳气，督脉经气旺盛，体内阳气也会随之提升。

俗话说："冬晒太阳，胜喝参汤。"在冬季有太阳的日子里不妨晒晒背部，一来可以帮助人体补充阳气，二来还能促进血液循环。寒湿体质的人在冬季往往手脚冰凉，每天花上10~20分钟晒晒背部，可以逐渐缓解体寒，令手脚变得温暖。

❈ 腿脚保暖

寒冷天气，腿脚的保暖尤其重要，女性朋友最好不要为了美观穿薄裤甚至短裙。把易受寒的小腿与膝盖暴露在外，不仅会让寒湿进入体内，还会引起风湿。如果体内寒湿较重，晚上临睡前可用川椒煮水泡脚。

川椒是性热纯阳之物，具有温脾胃、散阴寒、燥风湿的作用，用川椒煮水泡脚可以促进身体血液循环，有效祛除体内风邪、湿邪和寒邪，促进体内阴阳的和谐。

❈ 腹部保暖

睡觉时要特别注意保护腹部温度，可以给腹部多盖一张毯子，半夜起床倒水或上厕所时，记得多披一件衣服，以防受寒。

只要在日常生活中注意保暖，多运动，促进阳气升发，驱散体内湿寒，就能做到维持体内阴阳平衡。如果体内不湿不燥、不热不寒，人就会精力旺盛、体力充沛、免疫力提高。即使有病邪入侵，也能不受影响，过上不生病的健康生活。

6. 南方冬、春季的寒湿

> 造成寒湿的原因很多，除了不良生活习惯外，外在环境也是造成寒湿的一大主因。南方冬、春季节天气相比北方气温偏高，但没有暖气，所以体感寒冷，加上雨量也多，湿度大，极易使寒湿入体。

南方冬、春季节，有"回南天"这种天气现象，通常指每年2、3月时，气温开始回暖，空气湿度加大，水湿之气严重渗透至家居的每个角落，墙壁和地板都会出水。有人还戏称："扶着墙湿，跪着地湿，躺在床上，床也是湿的。"

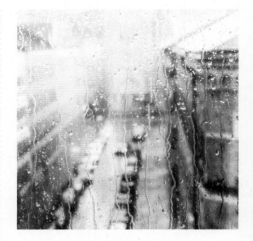

❀ 寒湿生病

人们长期生活在潮湿环境中，易导致外来水湿侵袭人体，加重体内的湿气，进而困阻脾胃运化水湿，湿邪从此也就停留在体内了。而且，虽然这时气温开始回暖，但雨水中仍然带有寒邪之气，易令寒湿内停，引起肩周炎、腹痛泄泻、感冒流涕等症状。

❀ 南方防寒湿

遇上阴冷多雨的季节，尤其要注意避免淋雨。房间湿气重的时候可用除湿器或其他除湿用品除湿。平时少吃榴莲、芒果、海鲜等助湿之物，可以适当吃一些辣椒或生姜，通过辣椒或生姜的辛热之性，将体内的寒湿之气逼散出来，以抵御湿邪。需要注意的是，食用辣椒或生姜应适可而止，不可多吃，以免损伤消化系统，助湿生痰，反而引起痰湿。

遇上天气晴好的日子应积极外出，多晒晒太阳、散散步或锻炼身体，能帮助阳气升发，提升身体免疫力，祛除体内寒湿。

7. 艾灸为身体提阳气

《本草纲目》中记载："艾叶取太阳真火，可以回垂绝元阳……灸之则透诸经，而治百种病邪，起沉疴之人为康泰，其功亦大矣。"可见艾灸能很好地祛寒和祛湿。

寒、湿、邪是现代人健康的克星，是绝大多数疑难杂症和慢性病的源头或帮凶，只要我们体内的寒、湿、邪少了，各种疑难杂症都会远离我们，慢性疾病也会失去存在的倚仗。

艾是纯阳植物，通过燃烧生温产热，可以为身体补充阳气，将寒气排出体外。只要把身上的寒湿给去除了，元气提升，人体的正气充足，自然能把邪气驱掉，身体也会渐渐恢复健康。长期坚持艾灸，能让我们的身体从里到外暖洋洋，气色越来越好。

足三里穴是足阳明胃经的要穴，具有疏风化湿、补中益气的功能。曾有一个实验，每天刺激病人的足三里穴20分钟，连续刺激1周后，他的血液蛋白含量出现增高，白细胞吞噬能力增强，免疫力也提高了。

此外，足三里穴对于治疗胃病、腰痛、腹泻、便秘、膝胫酸痛等疾病都有很好的效果。故而，足三里穴又常被称为"人体长寿第一穴"。

❈ 足三里穴

艾灸方法

①取坐位，拇指点压足三里穴3分钟左右。
②将艾条的一端点燃，在距离足三里穴一定距离处悬停，不间断地进行熏灼。每天艾灸1次，每次10~20分钟。10次为一疗程，坚持二三个疗程即可。

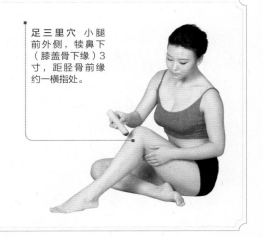

足三里穴 小腿前外侧，犊鼻下（膝盖骨下缘）3寸，距胫骨前缘约一横指处。

8. 常吃祛寒食物

> 　　体内寒湿重的人尤其要重视饮食,正确的饮食能祛除湿气,排除寒气,保证身体健康。

　　饮食是养生中非常重要的一部分,我们每天都离不开食物,食物不仅能保证我们的身体营养,也可以成为最好的药物。李时珍就曾经说过:"饮食者,人之命脉也。"说明饮食对人体健康的重要性。

❀ 温阳祛湿饮食

　　体内寒湿重的人平时饮食应以温阳为主,祛湿为辅,还要注意补益脾肾。因为在五脏之中,肾为固一身的阳气之根本,脾则为后天阳气的生化之源,应当着重补之。

❀ 扶阳散寒

　　肉桂与茴香经常被当成调味品,但都有扶补元阳、散寒和胃的功效,在做菜时适当加一点肉桂与茴香,不仅能提升香味与口感,还能起到除积冷、通血脉的作用。茴香还有着活血调经、散寒止痛的功效,女性在痛经时,可适当食用一些含有茴香的食物,也可以将茴香装入洁净的纱布袋中,加开水闷泡10~15分钟,可以有效缓解痛经,理气散结。

❀ 温肾助阳

　　羊肉、韭菜都具有温肾助阳、温中补虚的功效,特别是羊肉,具有温补气血、补肾祛寒的效果,特别适合冬季食用,民间还有"冬吃羊肉赛人参"的说法。在寒冷的冬季吃羊肉,既能滋补身体,又能祛寒祛湿,还能预防风寒感冒、气血亏虚等。寒湿体质的人到了冬季易手脚冰冷,这时适当吃一些羊肉对身体大有裨益。

　　韭菜又叫作起阳草,有很好的温肾助阳、行气理血作用,其中的含硫化合物有降血脂、扩张血管、促进黑色素合成的作用,可调理心脑血管疾病和高血压。韭菜搭配鸡蛋、虾仁等炒食,口感鲜香又能温补肾阳。

❀ 补益气血

　　体内寒湿重的人往往气血不足，日常生活中可以吃一些红枣、桂圆干补益气血。红枣被称为"百果之王"，桂圆被认为"大补气血，力胜参芪"，两者都具有很好的补气健胃、养颜助眠作用。平时经常吃一些红枣和桂圆干，滋补效果很不错，也可以用来煮粥、炖汤或者泡茶。

　　红枣和桂圆干跟不同的食物或药物搭配，功效也不一样。如果把红枣和桂圆干一起放入茶杯内，加入开水闷泡饮用，可以使皮肤变得红润，大补气血；如果把红枣、桂圆干和生姜放在一起煮水饮用，可祛寒活血，养肝补气，能有效缓解手脚冰凉，特别适合在寒冷、潮湿的季节里饮用；如果把红枣与菊花放在一起加开水闷泡饮用，能够养肝滋阴，还能养护眼睛。

　　需要注意的是，红枣和桂圆干性温，不可多食，否则会因为温补太过而导致上火、内生痰湿等。

❀ 少吃生冷食物

　　除了多吃温阳祛湿的食物外，平时还应注意少吃生冷、苦寒的食物，以免伤害脾胃加重湿寒。并注重清淡饮食，少吃重盐食物。日常进食盐过多容易引起心血管疾病，还会导致水钠潴留，使身体水肿。

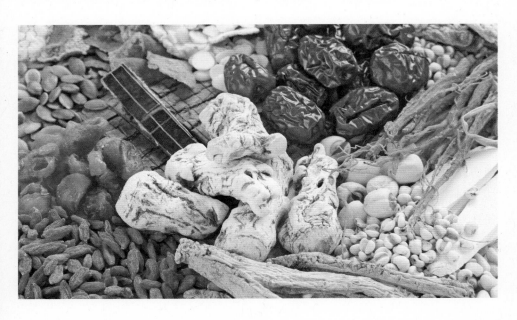

9. 泡脚按摩祛寒湿

> 泡脚是一种既简单又有效的理疗方法。对足部进行刺激可以对脏腑进行调节，升发阳气，祛除寒气，使人体阴阳恢复平衡。

"人之有脚，犹似树之有根，树枯根先竭，人老脚先衰。"人们对脚的重视自古有之。中医认为，双足通过经络系统与全身各脏腑之间密切相连，构成足与全身的统一性。

❀ 泡脚除寒气

对足部进行良性刺激同样可对人体各脏腑进行调节，并能促进经络通行与血液循环，升发阳气，祛除寒气，使人体阴阳恢复平衡。

泡脚是一种既简单又有效的理疗方法。泡脚时，水温不能过高，也不能过低。有些人以为泡脚时肯定水越烫对身体越有好处，但其实不然。我们的脚底皮肤非常娇嫩，水温过高会损伤皮肤组织，而水温过低，不仅无法起到养生功效，还会使寒气侵体，使脾寒进一步加重。所以，泡脚时的水温以42℃为宜，就是刚好能够将脚伸进去的温度。

❀ 祛湿治汗脚

有些人手脚常年多汗，说明脾胃功能有些失调。如果脚汗特别臭的话，则说明体内湿气很重。中医上讲"诸湿肿满，皆属于脾"，汗脚就属于"湿"的范畴，脚特别臭的人是因为脾大，而脾大是由于脾脏积湿，脚上就会出又黄又臭的汗，形成了"汗臭脚"。每晚用热水泡脚，并用手掌有节奏地摩擦整个脚底与脚背，可以起到促使经络畅通的作用。

❀ 多按涌泉益健康

在泡脚时，你还可以按摩一下涌泉穴。涌泉穴是人体足少阴肾经上的要穴，能帮助我们排除寒湿，补充阳气。经常按摩，还有助于缓解疲劳。涌泉穴是人体长寿大穴，在人体养生、防病、治病、保健等各个方面都有重要的作用。

涌泉穴

按摩方法

取坐位，泡脚10~20分钟，让足底变得温热起来。然后用指尖有节奏地按压涌泉穴，以出现较强的酸痛感为宜，这样才有较好的效果。每天晚上临睡前各按压1次，每次按压2~3分钟。

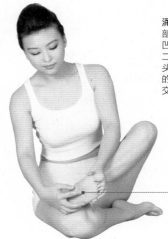

涌泉穴 在足底部，蜷足时前部凹陷处，足底第二、三跖趾缝纹头端与足跟连线的前1/3与后2/3交点上。

足浴小贴士

◇ 在泡脚时，可以用双手轻轻按摩小腿肚，直到发热为止，这对预防静脉曲张有一定效果。

◇ 老年人在泡脚时，还可以在洗脚盆里放一些大小适中的石头，边泡脚边用脚指头抓石头。这样可以活动脚趾，促使经络畅通，还能预防老年痴呆。

◇ 泡脚养阳气需要坚持一段时间方可见效，大家不能过度期待，以为用热水泡一次脚就能百病全消，它需要一段潜移默化的时间。但是热水浸泡和足部按摩的确能促进体内新陈代谢，祛除寒湿，是很好的保养身体的良方。

10. 运动赶跑体内寒湿

> 经常锻炼身体的人，会给人以精力充沛、活力无限的感觉。他们面色红润，很少生病，这是因为经常运动，能彻底祛除体内湿寒，让身体阳气升发。寒湿难以入侵，自然非常健康。

我们经常会看到这样的镜头：写字楼里上班坐着，回家上网坐着，上下班乘车坐着，就连平时坐的椅子都是带轮的，短距离的移动根本不用站起来。

长时间坐着不动几乎是很多上班族的写照，紧张的生活，忙碌的工作，每天坐在电脑前，眼睛近视了，肤色黯淡了，小肚腩更大了……

❀ 隐形杀手

要知道，久坐不动的小毛病是一种隐形杀手。《黄帝内经》中早就有"久坐伤肉"的论述，一个人长时间坐着，会使得全身的血液循环减慢，久而久之，缺少运动会使肌肉松弛，弹性降低，出现下肢水肿、倦怠乏力，重则会使肌肉僵硬、疼痛、麻木，引发肌肉萎缩。同时，寒气与湿气也悄悄地在体内积聚，损伤脾阳，形成寒湿。

❀ 动则生阳

中医认为"动则生阳"，人体在运动中可以产生大量的热能，热能可提升体内阳气，祛除寒湿，对各种慢性疾病能起到预防和辅助治疗的作用。

长时间固定不动的坐姿对身体无益。因此，上班族每隔半小时就应起来活动一到两分钟，即使只是伸懒腰、活动一下手脚、舒展一下身体、去洗手间这样的简单活动也可以。但想彻底祛除寒湿，让身体重新温暖起来，就要坚持锻炼，增强体质。

❀ 多运动不生病

因为运动能增加肺活量与心肌功能，活动僵硬的肌肉，让身体自主生发阳气，可以很有效地改善体质。这也是经常从事体力劳动和体育锻炼的人身体素质好，不容易感冒生病的原因。

良好的身体素质和内脏机能是拥有良好免疫力的保障。现代医学认为，如果人每天运动30~45分钟，每周5天，持续12周，免疫细胞数目会增加，抵抗力也相对增强。而运动的类别则以中轻度有氧运动为佳，而且要经常进行，这样不仅能提高免疫力，还能缓和情绪，缓解压力。

❋ 慢跑活气血

慢跑是一项非常好的有氧运动。跑步一向都被称为"有氧代谢之王"，可以锻炼到全身，使关节与筋骨都得到适度的活动，从而使经络疏通，气血和畅，增强关节的灵活性，还能锻炼心肺功能。

体质较弱或心肺功能不好的人，不适宜进行慢跑，可以选择散步。据美国一项研究结果显示，每天散步半小时，不管速度快慢都有益于身体健康。而且散步还能对我们的胃肠进行"按摩"，能促进和改善胃肠的消化与吸收功能，并且能够放松身心，令心情愉悦。睡前散步还能起到缓解失眠的作用。

体质较弱者可从慢速散步开始，每日步行500~1500米，开始时可用自

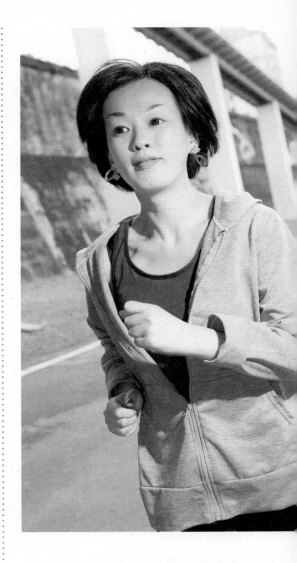

己习惯的速度走，然后用稍快的速度，适应后再逐渐增加锻炼的时间和距离。每天锻炼半小时左右，也可隔天锻炼1次，每次锻炼1小时以上。只要长期坚持，可以有效祛除体内湿气，改善体质。

11. 拔罐治疗痛经效果好

『 拔罐可以引导营卫之气流通输布，鼓动经脉气血，濡养肺脏，
祛除多余湿寒之气，调整我们体内的阴阳平衡。 』

我曾经接诊过一个患者，她今年24岁，体质偏寒，湿气重，特别怕冷，天气稍凉一点就手脚冰凉，每次经期来时，总会痛得死去活来。

后来我让她在经期来时注意腹部保暖，还给她做了几次拔罐，几个疗程后，她痛经的毛病逐渐消失了，手脚也温暖起来了。她非常惊讶，搞不懂为什么小小的几个罐子，居然能起到这么好的效果。这位患者是个白领，平时很少运动。俗话说"动则生阳"，长期不动，子宫自然得不到阳气温煦，体内多余湿气无法排除出去，就会造成寒湿凝聚、经络不通、血行不畅。中医说"不通则痛，痛则不通"，就是这个道理。

拔罐利用负压使罐具吸附在人体表面，产生的真空负压有较强的吸拔之力，其吸拔力作用在经络穴位上，可将毛孔吸开并使皮肤充血，将体内的病理产物从皮肤毛孔中吸出体外。拔罐对皮肤、毛孔、经络、穴位的吸拔作用，可以引导营卫之气流通输布，鼓动经脉气血，濡养肺脏，祛除多余湿寒之气，调整我们体内的阴阳平衡。体内阴阳平衡了，很多小毛病也渐渐消失了，人就不容易生病。小小的罐子，真的能帮我们大忙呢。

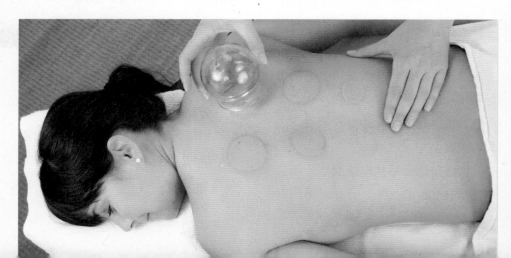

拔罐方法

　　一手持罐，另一只手握住闪火棒（用镊子夹住蘸有酒精的棉球），点燃闪火棒后，伸入罐内旋转一圈后马上抽出，然后迅速将罐子扣在穴位上。在操作时，要注意酒精不要蘸太多，避免火焰随酒精流溢烫伤皮肤。闪火棒不要在罐内停留太久，也不能置于罐口处，以免罐具太热烫伤皮肤。本法适用于各部位和体位，特别适合在闪罐法和走罐法时使用。

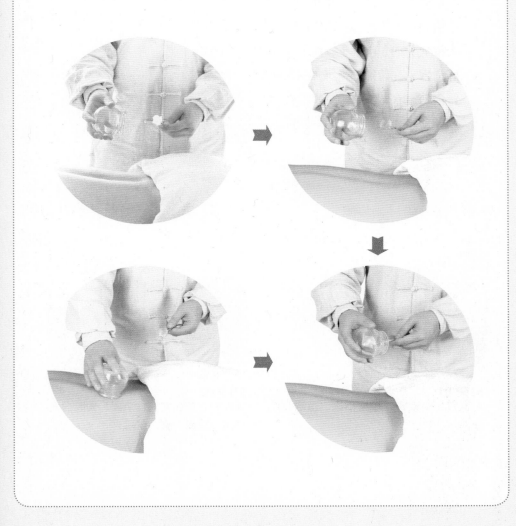

❀ 选穴汇总：天枢穴、中极穴、大椎穴、肝俞穴、肾俞穴、大肠俞穴

取穴精要

天枢穴： 在腹部，肚脐两侧旁开2寸。

中极穴： 在下腹部，前正中线上，脐下4寸。

大椎穴： 后正中线上，第七颈椎棘突下凹陷中。

肝俞穴： 在背部，当第九胸椎棘突下，旁开1.5寸。

肾俞穴： 在背部，第二腰椎棘突下，两侧旁开1.5寸。

大肠俞穴： 在背部，第四腰椎棘突下，两侧旁开1.5寸。

拔罐步骤

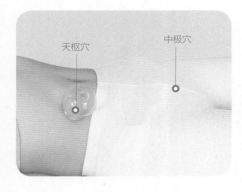

天枢穴　中极穴

STEP 01

天枢穴、中极穴，选用小罐，留罐10
分钟。

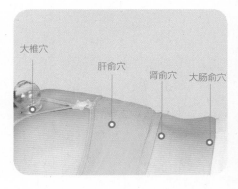

大椎穴　肝俞穴　肾俞穴　大肠俞穴

STEP 02

大椎穴、肝俞穴、肾俞穴、大肠俞穴，
选用小罐或大罐，留罐15分钟。

拔 罐 小 贴 士

※ 拔罐时应保持室内空气清新，温度适中。夏季应避免风扇对着患者直吹，冬季要做好室内保暖工作。

※ 一般应该选择肌肉丰满、富有弹性、没有关节凹凸的部位进行拔罐，以防漏气或脱落。

※ 对于初次拔罐治疗者以及体弱、紧张、年老等易发生意外反应的患者，宜采取卧位，并选用小罐具，且拔罐数目要少。

※ 任何病症宜先拔颈项部。一般原则是先颈项部、背腰部，再胸腹部，最后是四肢和关节部。

※ 拔罐过程中，要控制罐数，使罐拔得紧而不过。当罐数较多时，罐具间的距离不宜太近，以免罐具牵拉皮肤产生疼痛或罐具互相挤压而脱落。

※ 应注意不要灼伤或烫伤皮肤。若烫伤或留罐时间太长导致皮肤起水疱时，小的水疱不需要处理，仅敷以消毒纱布，防止擦破即可；水疱较大时，需用消毒针挑破水疱，放出液体，再涂上龙胆紫药水，或用消毒纱布包敷，以防感染。

※ 拔罐完毕后，宜饮用一杯白开水，以利于排毒。

※ 一般拔罐后3小时内不宜洗澡。这是由于负压的作用，皮肤在拔罐后处于脆弱、抵抗力较差的状态，这个时候洗澡很容易导致皮肤破损、发炎。

12. 吃对食物，身体暖暖

> 日常生活中，很多食物都能够起到补益气血、温阳祛湿的作用。这些食物美味可口，营养丰富，很适合日常食用。

所谓"民以食为天"，就算现在物质丰富，不缺饮食，人们最常用的问候语，还是"你吃了吗"。

人的一呼吸一活动，都需要大量的能量。只有摄入食物，并通过脾胃转化，才能变成维持我们生命活动的能量。

❀ 医食同源

中医自古以来就有医食同源理论。这一理论认为：许多食物既是食物也是药物，食物和药物一样同样能够防治疾病。在古代原始社会中，人们在寻找食物的过程中发现了各种食物和药物的性味和功效，认识到许多食物可以作为药用，许多药物也可以食用，两者之间很难严格区分。这就是医食同源理论的基础，也是食疗的基础。

❀ 补气血祛寒湿

中药和食物都可以用来防治疾病、护养身体，不同的是，中药的治疗效果强，也就是人们常说的"药劲大"，用药正确时效果突出，而用药不当时容易出现较明显的副作用。

食物的补益效果虽不及中药那样突出和迅速，但对身体基本无害，又都离不了。特别是医食同源的食材，兼有中药和食物的优点：既有较好的药效，又能满足身体的营养需求，且较为平和，不会给身体带来很大的负担。

在我们日常生活中，很多食物都能够起到补益气血、温阳祛湿的作用，如芡实、薏米、鲤鱼、冬瓜等。这些食物美味可口，营养丰富，很适合日常食用。

❈ 祛湿调理食谱

薏芡猪肚粥

功效： 本品健脾利湿、养胃补气，有祛寒生阳的作用。

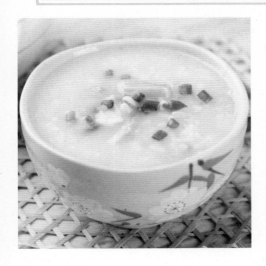

原料： 水发薏米120克，水发芡实50克，水发大米160克，熟猪肚100克

调料： 盐、鸡粉、胡椒粉各2克

做法：

①将熟猪肚去除油脂，切小块，备用。

②砂锅中注水烧开，倒入猪肚、薏米、芡实、大米，搅拌均匀，烧开后用小火煮约40分钟至熟，加入盐、鸡粉、胡椒粉，拌匀调味，煮至入味。

③关火后盛出煮好的猪肚粥即可。

竹荪薏米排骨汤

功效： 本品滋补营养、健脾利湿、和胃消食，可用于体虚、脾胃不适等症。

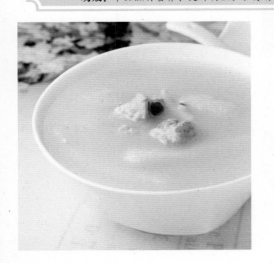

原料： 排骨段300克，水发薏米90克，水发竹荪50克，姜片、葱段各少许

调料： 盐3克，鸡粉少许

做法：

①锅中注水烧开，放入排骨段拌匀，用大火煮约半分钟，氽去血水，捞出待用。

②砂锅中注水烧热，倒入排骨段、薏米、竹荪、姜片、葱段，煮沸后用小火煮约60分钟至食材熟透；加入盐、鸡粉调味，转中火搅拌至汤汁入味。

③关火后盛入汤碗中即成。

巴戟黑豆鸡汤

功效：本品祛风除湿、强筋壮骨、补气养血。

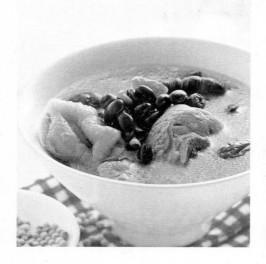

原料：巴戟天15克，黑豆100克，鸡腿150克

调料：盐5克，胡椒粒15克

做法：

①将鸡腿剁块，放入沸水中余烫，捞出洗净。

②将黑豆淘净，和鸡腿、巴戟天、胡椒粒一道放入锅中，加水至盖过材料。

③以大火煮开，再转小火续炖40分钟，加盐调味即可食用。

生姜肉桂炖虾仁

功效：本品温里散寒、活血化瘀、祛湿养胃。

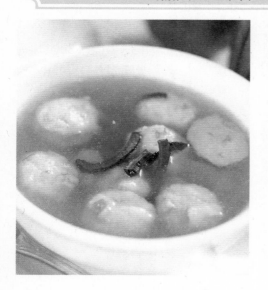

原料：肉桂5克，薏米30克，虾仁150克，猪瘦肉50克，生姜15克

调料：盐、味精、熟油各适量

做法：

①虾仁对半切开；猪瘦肉洗净后切成小块；生姜去皮洗净，拍烂。

②肉桂洗净；薏米淘净。

③将以上用料放入炖煲中，加水煮开后，先用中火炖1小时，然后再用小火炖1小时，最后放入熟油、食盐和味精即可。

13. 补气升阳药膳

> 药膳是药物与食物巧妙结合而配制成的食品，它兼具药品与食品的作用，但又区别于单独的食品和药品，有其独有的特点。

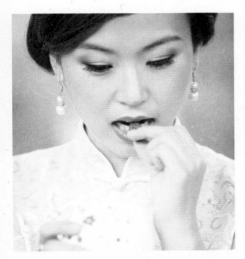

药膳重视性味与五脏特定的关系，不同药膳，具有寒、热、温、凉四种不同的性质，根据不同的病症，服用不同性质的药膳，能调理肠胃之气机，排出肠胃中多余浊湿。

❀ 因人而异

药膳同时具有五味的特点，即酸、苦、甘、辛、咸。食用药膳与服药治病不同，对于无病之人，根据自己的体质合理选择药膳进食可起到保健、强身的作用。对于身患疾病之人，可针对疾病分析其特点，选择合适的中药材，通过与食材搭配，运用传统的烹饪方法烹调。患者通过适当进食药膳，对身体加以调养，可增强体质，辅助药物发挥其药效，从而起到辅助治病的作用。

❀ 强身又美味

药膳原料大多数来自于人们生活中常用的主、副食品，以及常见的一些中草药，很容易就能买到。除个别原料需要根据病情进行特殊烹制外，大多数药膳均采用日常菜肴的烹饪方法，易学易做。药膳以食物为主，即使加入了部分药材，由于注意了药物性味的选择和烹制的方法，成品仍然保留着食物的色、香、味等特性，所以口感非常不错，兼具药物的治疗保健作用，可以让人们在享受美食的同时，达到保健强身的目的。

花椒羊肉汤

功效：本品暖中补虚、益肾补阳、驱风祛湿。

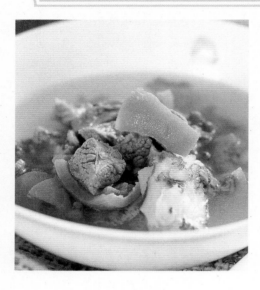

原料：当归20克，生姜15克，羊肉500克

调料：花椒3克，味精、盐、胡椒各适量

做法：

①羊肉洗净，切块。

②花椒、生姜、当归洗净，和羊肉块一起置入砂锅中。

③加水煮沸，再用文火炖1小时，最后用味精、盐、胡椒调味即成。

炮姜桃仁粥

功效：本品温里散寒、化瘀除湿、养血护肝，可用于寒湿凝滞型痛经。

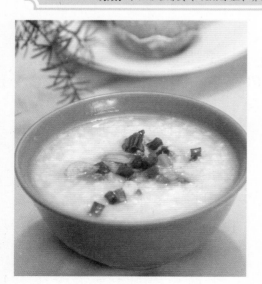

原料：炮姜3克，桃仁5克，艾叶3克，大米80克

做法：

①将艾叶、炮姜均洗净，加水煎成药汁；桃仁、大米洗净备用。

②将桃仁、大米加水煮至八成熟。

③药汁滤渣后倒入桃仁米粥中同煮至熟。

四味猪肚汤

功效： 本品补益脾肾、除湿止泻、补中益气。

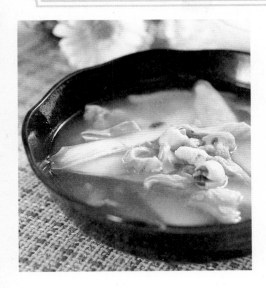

原料： 益智仁10克，芡实30克，淮山、莲子(去心)各20克，猪肚1具

调料： 盐适量

做法：

①将猪肚洗净，切块；益智仁、芡实、淮山、莲子冲洗干净。

②锅中加水，放入猪肚、益智仁、芡实、淮山、莲子，文火炖熟。

③下盐调味即可。

防己黄芪粥

功效： 本品补血健脾、利水祛湿、养胃益气。

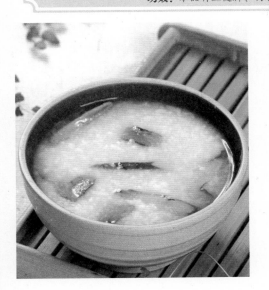

原料： 防己10克，黄芪12克，白术6克，甘草3克，粳米50克

做法：

①将防己、黄芪、白术、甘草洗净，一起放入锅中，加入适量的清水，至盖过所有的材料为止；粳米淘洗干净备用。

②用大火煮沸后，再用文火煎煮30分钟左右。

③加入粳米煮成粥即可。

Part 04
祛湿热

湿热是现代人的健康克星，

很多人体内的湿邪较重，

并与热邪相结合，

阳热因受水湿困阻而难以正常运行，

水湿受阳热熏蒸而使阳气更受损伤，

从而形成湿热交困的局面，

影响脏腑功能，破坏人体内部环境平衡，

使机体免疫功能下降，

易受病邪侵犯。

若能及时调理身体，祛除湿热，

很多疾病都会远离我们。

1. 湿热的症状

> 如果体内有湿热停滞，人就会变得易于发胖，皮肤爱出油，吃饭不香，更容易患上疾病。

现代人大多都非常注意形象，不管是男是女，不管处于什么年龄阶段，总希望自己拥有胖瘦适中的身材、干净清爽的外表，同时还希望自己体质强健，不会轻易生病。

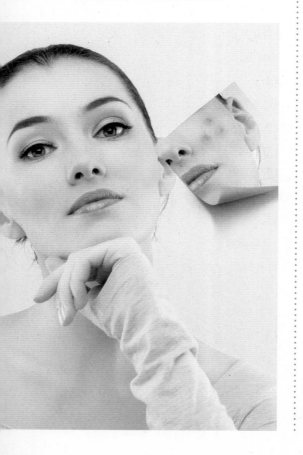

很多人总是不停地抱怨："我其实吃得不多，怎么就长这么多肉呢？""真羡慕那些怎么吃都不胖的人，我连喝水都会长肉！"为了减肥，许多人又是节食又是运动，但就是瘦不下来。其实肥胖不一定是因为你吃得多，而是因为你的体内有痰湿。

❈ 水湿致胖

清朝名医吴谦在《医宗金鉴》里提出："湿气通于脾，故诸湿为病，皆属于脾土也。湿蓄内外，故肉肿腹满也。"如果脾阳不足，运化水湿功能变弱，人体内很容易产生湿热，全身的代谢也会被湿热拖慢，水湿排不出去停留在体内，人也就渐渐肥胖了起来，但实际上是细胞间液的水分增加了。这种因湿邪而引起的肥胖，只要排出体内多余水湿，人就会自然而然地瘦下来，否则的话，就算吃得再少，还是瘦不下来。

✿ 皮肤油腻

所谓"流水不腐，户枢不蠹"。湿就是停留在我们身体内的死水，停留得久了，就会引起各种不良影响。若湿热循经至面部与头发时，就会导致面部、头发油腻；若湿热聚集在皮下，遇到诱因后，就会通过皮肤向外散发，引起各种皮肤类疾病，如长痘痘与痤疮，毛孔也会变得粗大，严重影响个人形象。因体内湿热而导致的形象问题仅仅依靠化妆品或药物是行不通的，不仅起不到好的效果，而且还可能产生副作用，所以想要彻底解决问题，就要先祛湿热。

✿ 湿热致病

也有人对自己的形象不太在意，只要身体没出现器质性病变就不放在心上。但事实上，湿热虽然不会引起明显的病变，但却是很多疾病的源头，而且较难祛除，会一直潜伏在体内，为许多重大疾病的产生埋下隐患。

心主神明，若湿热循经上升到心脏与头部时，人就会觉得胸闷头晕，没有精神；若湿热侵袭肺部时，就会引起热咳、痰多，并出现肺部满堵、呼吸困难等现象；若湿热侵及膀胱或前列腺，就会出现小便赤黄或偏红、排尿灼痛，女性会出现白带偏黄而腥臭，男性则易患上前列腺炎。

所以，一定要把祛除湿热的工作重视起来，平时可以通过服用可祛热祛湿的食物或药茶来调理身体，也可以多按摩具有祛除湿热效果的穴位，或通过拔罐、艾灸等方式来排出身体的湿热。

祛湿小偏方

◇ 用干荷叶泡茶饮用，或者和大米一起放到锅里熬成荷叶粥，不但清香味美，还有除热利水之功。荷叶性寒，具有活血之效。处于经期内的女性与孕妇不宜服用荷叶茶或荷叶粥，以免产生痛经或伤及胎儿。

2. 避暑祛湿有办法

> 相信很多人都有这样的体会：到了夏天，人就会变得不想动弹，很容易长痘痘，总感觉喉咙里有痰却咳不出来，还觉得浑身黏糊糊的……这些都是体内湿热较重的表现。

夏季天气炎热，雨水较多，暑热夹湿，脾胃最易受困，人常常觉得精神萎顿、食欲不振，体内易蕴湿热。此时，多吃一些带酸性的食物可以起到固表的作用，也可以饮绿豆汤、乌梅汤等来消暑解渴；或可食用青笋、莲子、茯苓等食物起到宁心安神、清热解暑的作用。

❀ 少待在空调房

有些人因为天气炎热，整天待在空调房中，这样一来，人的抵抗力往往也会下降。要知道，出汗是我们身体排出新陈代谢产生的毒素的重要途径。汗液的排出能帮助疏通人体的气机，将体内的湿邪和一些废弃物及时排出体外。

如果一直待在空调房里，人就会不出汗或很少出汗，汗液排不出去，

湿邪就会被关闭于体内，同时气血的流通也会变得不够顺畅，人也容易生病。所以，到了夏天，我们应该少待在空调房里，适度运动，让身体适量出些汗。

❀ 合理运动

中医认为"大汗伤身"，所以不宜做过于激烈的运动，我们只要运动到微微气喘、出汗的程度就可以了。运动的时间最好选择在温度较低的早晨或下午5点以后，可以选择一些较为缓和的运动，如散步、瑜伽等。

老年人还可以打打太极拳、锻炼八段锦等。出汗之后还应该补充水分，及时将汗液擦干，以免遇上冷风，令毛孔闭合，导致湿气被"困"在体内。

3. 湿热伤肝脾

> 湿热体质的人早上起床时，会感觉口腔里发干、发苦，而且不思饮食，胁肋间时有胀痛灼热感，这些症状多数是由于湿热蕴结在肝脾造成的。

湿热如果在身体内"安居"，就会沿着经络、血气，在人体内到处游走，而且很容易停留在肝胆与脾胃，引发许多疾病。

❖ 湿热侵袭肝胆

如果湿热侵袭肝胆，很容易阻遏肝胆功能，致使肝胆功能失常，从而产生目赤肿痛、身目发黄等问题，还易诱发黄疸、肝炎等病症。想要保持身体健康，就必须将肝胆的湿热清理掉。

想要祛除肝胆湿热，平时应该保持轻松愉快的心情，并尽量避免发怒，因为怒为肝之志，肝主疏泄，所以怒首先损伤的脏器就是肝，肝一伤，就会加重湿热症状。平时可吃些有助于疏泄肝气、祛除湿热的食物，如陈皮、山药等，效果很好。

❖ 湿热侵袭脾胃

湿热侵袭脾胃，很容易产生恶心呕吐、不思饮食、腹胀腹痛等症状，还会循着经络上行，造成口疮，让人寝食难安，说不出话又吃不下饭，严重影响生活质量。遇到这种情况，可以取六神丸20~30粒，研成粉末，加少许凉开水调成糊状并涂于溃疡面上，能取得很好的治疗效果。

平时多吃些绿豆、薏米、芹菜等祛湿除热的食物，避免进食辛辣刺激的食物；平时多做运动，经常打打乒乓球、跳跳绳，都有助于排出体内湿热，恢复身体健康。

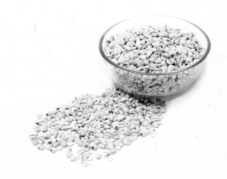

4. 南方夏日湿热易犯身

> 　　炎炎夏日，酷热潮湿，很多人都会觉得很不舒服，皮肤黏答答，很容易出油。南方这种天气，易导致人体阳气削弱，受湿气侵袭。

　　南方夏日漫长，降雨频繁，气温高，湿度大。在这种环境下生活，湿热难耐，有什么办法可以避免呢？很多人躲在空调房不出来，又喜欢吃生冷食物，殊不知这样不但排不出湿热，空调室内外温差过大，很容易感冒，还会因为冷热交替刺激，使脏腑更加虚弱，抵抗外邪的能力下降。

❀ 少吃冷饮

　　如果总是呆在空调房里，人会因为汗液挥发不出来，淤积在体内。同时阳气外越，藏不住精气，皮肤排汗开合功能下降，阳气虚弱，极易造成体内湿邪堆积。

　　并且，在高温天气，很多人一天会喝很多冷饮或冰镇啤酒来解暑。这时，寒气也会跟着进入我们的脏腑之内，也将湿邪深深地埋在我们的体内，为我们的身体健康埋下了一个大大的隐患。

❀ 锻炼排湿

　　除此之外，为了消暑解热，很多人一天会洗几次澡，或者经常去游泳。从养生的角度来看，保持身体清洁，坚持锻炼会对身体有很大的好处。但如果在洗澡或游泳后未及时擦干身体，水湿之气就会渗入毛孔，入侵体内，增加体内的湿气。如果体内湿气累积较多，很容易导致风湿性关节炎、风湿性头痛等一系列风湿疾病。

　　因此，在洗澡与游泳后，一定要把身体彻底擦干，最好用柔软的毛巾稍微用力地摩擦身体，直至微微发红发热为止。这样一擦，既促进了血液循环，又能令毛孔张开，令湿气从毛孔中排出。

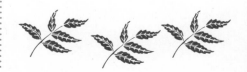

5. 脾胃差，湿热生

> 《黄帝内经》中提到："有胃气则生，无胃气则死。"脾胃是我们的后天之本，在人体抗御外邪中起着重要的防卫作用。

脾胃的盛衰，关系到人体抗病能力的强弱。脾胃健旺，可使五脏六腑都强健，人体阳气充足，湿热就不会轻易侵蚀，身体自然不容易受到病邪的危害。

❖ 脾胃运化

中医认为，湿热属于阴邪，最容易伤害人体的阳气，尤其是脾的阳气。很多人在暑热天时通过吃冰激凌、雪糕、冷饮等寒凉食物来消暑降温。这些寒凉食物吃多了，就会导致脾阳不足，脾失健运。脾本身是运化水湿的，如果脾的运化能力受阻，体内的多余水分就不能全部运出去，造成体内湿热。

❖ 湿热停滞

脾本身的特点就是喜燥而恶湿，一旦脾受湿邪而受损，就会导致脾气不能正常运化，而使气机不畅，导致湿热停滞在体内，产生种种不适甚至疾病。比如每天早上起来满脸油光，易长青春痘，头发十分油腻，患上湿热感冒、热痢等。所以，想要清湿热，祛湿热，还要健脾养胃，做好日常保健工作。若人体自身脾阳充足，湿邪自然难以侵犯。

❖ 清淡饮食

在日常饮食上应以清淡为主，少吃油腻、生冷食物，切忌直接食用冰箱内食物。薏米、赤小豆、绿豆、白扁豆、苦瓜等，都是适合暑热季节的清补健脾之品。同时，应适当做一些运动，有助于脾胃消化，预防便秘。如果天气炎热不宜外出，可选择一些室内运动，如游泳、打乒乓球等。

6. 敲肝经祛湿益处多

> 经常敲一敲或按摩一下肝经，就能排除体内多余水湿、毒素，疏肝气健脾胃，保证全身的气血运行通畅，不瘀不滞。

肝与脾胃都能调节我们全身的气机。不同的是，脾帮助胃进行消化，同时吸收、传输我们体内的水分，是"一线工作者"，而肝则负责疏泄与调理，属于"管理层"，是我们人体的"大将军"。

❖ 肝气瘀滞

肝的疏泄功能正常，气机的运动畅达，升降出入自然有序，血液的循行和津液的输布就能顺利进行。如果肝的疏泄失常，必然会造成肝气瘀滞，气机凝滞，进一步就会形成湿邪。湿邪在凝滞的气机里最易化热，久而久之，就会形成湿热。

肝既然是我们人体的"大将军"，自然也有大将军的脾气。人一生气，肝就会罢工，中医把肝称为"刚脏"，就是这个原因。肝如果不工作了，我们体内的气机就会凝闭不流畅，从而形成郁积，体内的湿邪也会停留在人体内，危害无穷。

❖ 疏通肝经

那么，要怎么样才能让肝这个大将军不闹脾气呢？只要经常搓搓肝经，让肝认真工作，令全身的气血运行通畅，就能排除掉体内多余的湿邪。

肝经的全名是足厥阴肝经，是十二经脉之一。经常敲一敲或按摩一下肝经，就能排除体内多余水湿、毒素，疏肝气健脾胃，保证全身的气血运行通畅，不瘀不滞。敲打肝经没有时间规定，也没有饭前敲或者饭后敲的区别，只要有空，你都可以敲一敲。肝经非常长，敲打时应循经开始，从面部慢慢敲到脚指尖。应稍微用力，并留意穴位上有没有按着酸痛的位置，如果有痛感，说明你的肝经不通畅，应重点敲。

但是有人说，肝经太长了，想要一次性敲完，既费时间又费体力，很难长期坚持。怎么办呢？我们可以敲打肝经中的关键位置，同样可以起到很好的效果。

足厥阴肝经穴位示意图

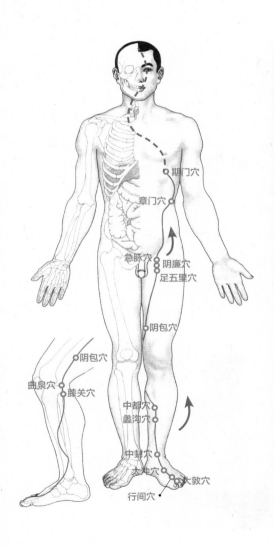

期门穴
章门穴
急脉穴
阴廉穴
足五里穴
阴包穴
阴包穴
曲泉穴
膝关穴
中都穴
蠡沟穴
中封穴
太冲穴
大敦穴
行间穴

敲肝经的方法

敲大腿根部

　　①坐姿，双腿伸直，并将一条腿放在另一条腿上面。

　　②握起拳头，用拳头上的覆面的虎口，从屁股开始敲，沿大腿内侧一直敲到膝盖处。

　　③敲打力度应不轻不重，以感觉微微发麻，略有痛感为宜。先敲一侧，再换另一侧，每一侧敲 1~2 分钟，每天敲一二次。

按摩大腿内侧

　　①坐姿，双膝弯曲，并将一条腿放在另一条腿上面，让大腿的内侧面朝上。

　　②在大腿内侧皮肤涂上按摩油或者凡士林，用双手轻轻地按摩大腿内侧，或者揉一揉，速度要适宜，起到揉活放松的效果。

　　③按摩时宜先从上到下，再自下而上，这样反复进行。每一侧按摩 1~2 分钟，每天按摩一二次。

7. 承山穴提升阳气

> 很多人遇上小腿肚抽筋、腰腿疼痛、膝盖劳累，按一按、揉一揉承山穴，症状很快就能缓解。刺激承山穴有促进局部血液循环的效果，也可以通过按摩承山穴来瘦腿，使腿部线条变得更加优美。

除此之外，经常按摩承山穴，还能提升阳气，排出体内多余湿气。因为承山穴处于足太阳膀胱经上，足太阳膀胱经主一身之表，通过激发足太阳膀胱经的气，能够起到协调阴阳、调补正气的作用。承山穴位于小腿后面正中，是人体足太阳膀胱经上的重要穴道之一。按摩承山穴能振奋足太阳膀胱经的气，促进人体气血的通畅，还能达到减缓疲劳、祛除湿气的效果。

很多人只要轻轻一按承山穴，就会有明显的酸、胀、痛的感觉，这是因为他们体内的湿气较重。只要多揉一会儿，就会有一种微微发热的感觉，这正是人体阳气被激发所产生的效果。

❀ 承山穴

按摩方法

取坐位，用指尖有节奏地按压承山穴，以出现较强的酸痛感为宜，这样才会有较好的效果。每天早晚各按压1次，每次按压2~3分钟。

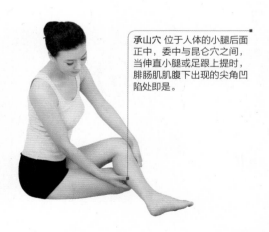

承山穴 位于人体的小腿后面正中，委中与昆仑穴之间，当伸直小腿或足跟上提时，腓肠肌肌腹下出现的尖角凹陷处即是。

8. 揉丰隆穴祛湿热

> 人体如果受到湿热的入侵，侵袭到上焦，就会出现多痰、有痰难咳出等情况。那么，要怎样才能祛除湿热又祛痰呢？揉一揉丰隆穴，会让你取得意想不到的效果。

《一百二十穴玉龙歌》中提出，"痰多宜向丰隆寻"。意思是，如果你体内多痰，可以通过丰隆穴来治疗，按摩这个穴位，能沉降胃浊，使湿痰自化，避免痰湿侵袭身体，丰隆穴又被称为"祛湿第一穴"。

除此之外，很多人都通过按摩丰隆穴以达到减肥的目的，这个穴位在人体中起到的作用就像控制电梯升降的管理员，如果身体营养过剩，它就会促使身体把多余的物质排泄出去，相反，如果身体营养不足，它也会促进身体多做一些补充。因此，经常按摩丰隆穴，不仅能强脾化痰，还能起到调整体形的功效。

❀ 丰隆穴

按摩方法

用手指指腹按压丰隆穴，以有酸痛感为宜，每天早晚各按压1次，每次按压2~3分钟。

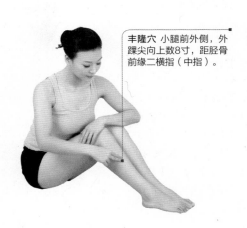

丰隆穴 小腿前外侧，外踝尖向上数8寸，距胫骨前缘二横指（中指）。

祛湿,
养生防病事典

9. 大陵穴可安神宽胸

> 大陵穴是手厥阴心包经上的输穴和原穴。通过调节心包经的气血可调节亢奋的心脏功能，使心火平熄，防治湿热。想要预防心脑血管疾病，防治湿热，就要多艾灸大陵穴。

心主神明，如果心受湿热侵犯，人第一反应就是不开心，会出现胸闷、头晕、心慌意乱、面赤尿黄等症状。心脏最怕湿热，所以每到高温多雨的暑热天时，医院里的心脑血管病患者就会增加。

大陵穴作为心包经上的原穴，还可用于治疗精神、神志方面的疾病。《灵枢·邪客》讲到："心者，五脏六腑之大主，精神之所舍也，其脏坚固，邪弗能容也。容之则心伤，心伤则神去，神去则死矣。故诸邪之在于心者，皆在于心包络。"因此，中医学将外感热病导致的神昏、谵语等症状称为"热入心包"或"蒙蔽心包"。在治疗此类疾病时，取大陵穴艾灸，可达到清心宁神之功，有镇静安神之效。

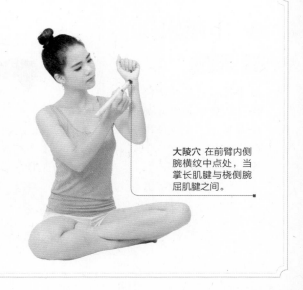

❀ 大陵穴

艾灸方法

①取坐位，拇指点压大陵穴3分钟左右。

②将艾条的一端点燃，在距离大陵穴一定距离处悬停，不间断地进行熏灼。每天艾灸1次，每次10~20分钟。10次为一疗程，坚持二三个疗程即可。

大陵穴 在前臂内侧腕横纹中点处，当掌长肌腱与桡侧腕屈肌腱之间。

10. 中脘穴除肠道湿热

> 中脘穴作为消化系统的重要穴位，能和中除湿热，有调胃补气、化湿和中、降逆止呕的作用。如果脾胃有湿热，经常按一按中脘穴，可直接调控胃腑气血，有利于提高脾胃功能。

古人说："胃为太仓，三皇五帝之厨府也。"为了保护太仓的正常运作，人体给胃部配备了护卫"三剑客"，即上、中、下三脘穴。如果平时让这"三剑客"站好岗，就可形成对胃的层层保护，让各种胃病无法侵入，所以中脘穴又被称为解决各种胃部问题的"万能胃药"。

"中脘"意指任脉的地部经水由此向下而行。本穴物质为任脉上部经脉的下行经水，至本穴后，经水继续向下而行，如流入任脉下部的巨大空腔。

中脘穴有调胃补气、化湿和中、降逆止呕的作用。按摩中脘穴可直接调控胃腑气血，有利于提高脾胃功能，对于胃痛吞酸、胃脘胀痛、呕吐、呃逆、吞酸、食欲不振等有较好疗效，还能帮助保持肠道的健康，预防便秘。

❀ 中脘穴

按摩方法

取坐位，先摩擦双手，让手指温热起来。双手放在上腹部，用左手中指的指腹按压穴位，右手中指的指腹按压在左手中指的指甲上，用双手中指同时用力揉按中脘穴。每天早晚各按压1次，每次按压2~3分钟。

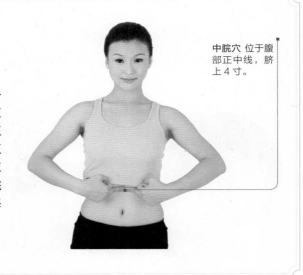

中脘穴 位于腹部正中线，脐上4寸。

11. 奇效刮痧除湿止呕

> 湿热入体后，常食油腻食物会使胃气失降反升，进而诱发呕吐。刮痧能祛除体内湿邪，从而改善气血。

我小时候体质很差，每到天热就会觉得头晕想吐，一吃饭就想吐。外婆看了，就说我的体内有湿热，找来一块刮痧板，在我后背自上而下、从左至右地刮，背上刮过的地方会出现痧痕。刮完痧之后，我的身体就舒服多了，不想呕吐了。

天气炎热潮湿、湿热入体、常食油腻食物都会使胃气失降反升，进而诱发呕吐。中医认为，"痧"是一种病邪产物，"出痧"意味着"给邪以出路"，刮痧能祛除体内湿邪，从而改善气血，调节神经、内分泌及免疫系统，从整体上协调人体各组织器官功能，提高人体免疫力。

❖ 刮痧准备

刮痧之前，先准备好刮痧板和刮痧油。刮痧板最好选用具有药物作用的玉石或水牛角。因为玉性平，可以入肺经，润心肺，清肺热。牛角性寒，味辛、咸，可发散行气、活血润养。

取坐位或者俯卧，先用热毛巾擦洗将要刮痧部位的皮肤，然后均匀地涂上刮痧油，手持刮痧板在皮肤上直接进行刮拭，以刮出痧痕或血点为止。

需要注意的是，女性不宜在经期进行刮痧。

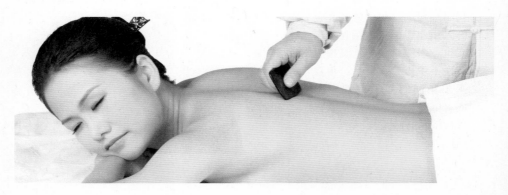

刮痧方法

❈　选穴汇总：肝俞穴、脾俞穴、胃俞穴、肾俞穴、膻中穴、中脘穴、天枢穴、神阙穴、足三里穴、丰隆穴、阴陵泉穴、三阴交穴、委中穴

取穴精要

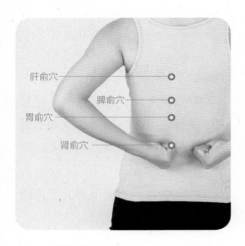

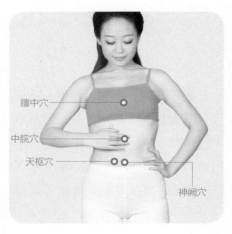

肝俞穴：在背部，第九胸椎棘突下，两侧旁开1.5寸。

脾俞穴：在背部，第十一胸椎棘突下，两侧旁开1.5寸。

胃俞穴：在背部，第十二胸椎棘突下，两侧旁开1.5寸。

肾俞穴：在背部，第二腰椎棘突下，两侧旁开1.5寸。

膻中穴：在胸部，两乳头连线中点处。

中脘穴：在腹部，前正中线上，脐上4寸处。

天枢穴：在腹部，肚脐两侧旁开2寸。

神阙穴：在腹部，前正中线上，肚脐凹陷处。

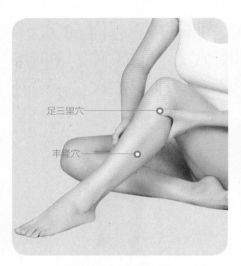

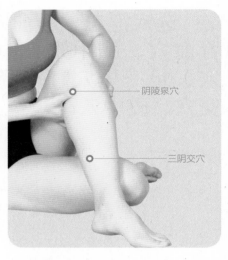

足三里穴：小腿前外侧，犊鼻下（膝盖骨下缘）3寸，距胫骨前缘约一横指。

丰隆穴：小腿前外侧，外踝尖向上数8寸，距胫骨前缘二横指（中指）。

阴陵泉穴：在小腿内侧，胫骨内侧髁后下方凹陷处（从踝关节后方沿骨的边缘向上推行至尽头处即是穴位）。

三阴交穴：小腿内侧，足内踝尖上3寸，胫骨内侧缘后方。

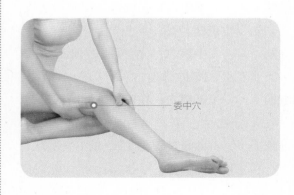

委中穴：在腘窝横纹中点处。委中能通经活络，帮助腰部损伤的修复。

刮痧步骤

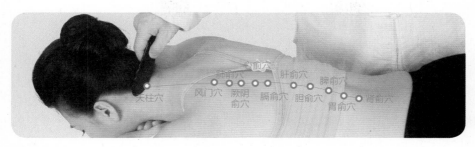

STEP 01

刮足太阳膀胱经：由天柱穴沿脊柱两侧向下，经风门、肺俞、厥阴俞、心俞、膈俞、肝俞、胆俞、脾俞、胃俞等穴，刮至肾俞穴。

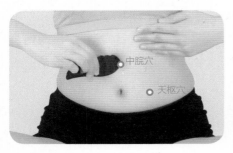

STEP 02

刮腹部中脘穴、天枢穴。

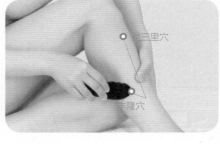

STEP 03

刮足阳明胃经：由足三里穴处沿小腿外侧刮至丰隆穴处。

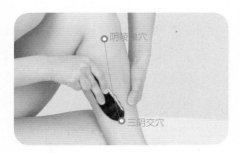

STEP 04

刮足太阴脾经：由阴陵泉穴处沿小腿内侧向下刮至三阴交穴处。

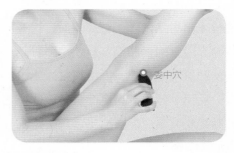

STEP 05

刮委中穴。

12. 食疗调理湿热体质

> 　　将祛暑、健脾、祛湿的食物制成美味菜肴，既丰富了餐桌菜单，又能祛湿热、健脾胃。

　　夏季不但炎热，而且还多雨，在这个季节，衣物和食品都容易返潮，甚至发霉、长毛。人处于这种环境下，不但闷热得难受，湿热之气还会通过呼吸道或皮肤进入我们的体内，造成湿热蓄积，影响脏腑的功能。

　　所以很多人一到了夏天，就很容易出现头昏脑涨、胸闷烦渴、体疲乏力等症状。

❀　夏天湿热怎样吃

　　暑热天气下，人的胃口会变得不太好。有些人干脆不吃主餐，以冰激凌或冰制甜品代替主餐。然而，这些冰冷、甜腻的食品很容易损伤脾胃，致使脾胃功能受损，无法正常运化水湿，反而令体内湿热更严重。因此，冰激凌或冰制甜品应适当食用，绝不可取代主餐。

　　为了身体着想，我们不但要正常饮食，还要吃好，不能因为贪凉而伤害了我们的身体。如果胃口差，可适

当吃点开胃的食物，如绿豆粥、薏米粥等，既能帮助解暑，还有很好的去火祛湿功效。

❀　去火祛湿饮食

　　在夏季，每餐不宜吃得太饱，吃太饱会增加肠胃负担，很容易造成胃病。还要少吃油腻食物，宜选择一些祛暑、健脾、祛湿的食物，比如，薏苡仁具有除湿热、利肠胃的作用；绿豆具有消肿通气、清热解毒的作用；白扁豆具有提高食欲、健脾止泻、和中消暑的作用……可以将这些食物做成汤品，或者炒制成美味菜肴，既丰富了餐桌菜单，又能祛湿热、健脾胃。同时，可以适当食用苦味的食物，以缓解湿热，增强食欲，加快体内湿热排出。

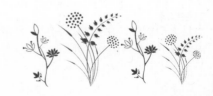

13. 药茶除湿热清心火

> 中国有着深厚的饮茶传统和文化，每天适量饮茶，不但能解渴，更能清热利湿，具有很好的养生保健功效。

茶可以说是我国古代最早的饮料，因为它的文化和功效，至今仍受多数人的喜爱。茶的最早发现与利用，却是从药用开始的。《神农本草经》记载："神农尝百草，日遇七十二毒，得茶而解之。"晋张华《博物志》也同样有"饮真茶，令人少眠"的说法。汉代名医张仲景说："茶治便脓血甚效。"可见，自古茶即为药。

❀ 养生保健

茶一直是中国人生活中必不可缺的，古人早就说过，开门七件事，就是"柴、米、油、盐、酱、醋、茶"，甚至还有古人说过，"宁可三天无油盐，不可一日不饮茶。"对于中国人来说，茶并不仅仅是一种解渴的饮品，更是一种养生保健的手段，可以为我们带来健康。

体内湿热重的人，可以每天泡一杯绿茶，绿茶有利尿作用，常饮绿茶，可渗利水湿、通利小便。同时，绿茶性凉，在暑热天气饮用，还能起到清火润燥之功。如果是脾胃虚弱者，不宜喝绿茶，可以选择乌龙茶、普洱茶等性温养胃的茶饮用。

❀ 清热祛湿

广东地区的居民有在夏天喝凉茶的习惯，喝上一杯凉茶，能起到清热祛湿的作用。需要注意的是，凉茶性寒，不可多饮，以免造成胃肠虚寒，引发其他疾病。

平时喝上一杯花茶也是很好的选择，因为它温和不刺激，并富含各种疗效，非常适合作为日常饮品。长期饮用花茶，还能生津润喉，并起到发汗、解暑、清心之效。

❖ 祛湿清火食谱

半夏陈皮茯苓饮

功效： 本品利水渗湿、健脾化痰、生津止渴。

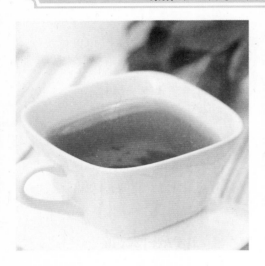

原料： 半夏10克，陈皮8克，茯苓10克

调料： 冰糖适量

做法：

①往砂锅中注入适量清水，用大火烧开。

②放入洗净的陈皮、半夏、茯苓，大火烧开后用小火炖20分钟，至食材熟软。

③放入冰糖，搅拌，煮至完全融化；把煮好的糖水盛出，装入汤碗中即可。

黄芩瓜蒌饮

功效： 本品清热燥湿、泻火解毒、生津润喉。

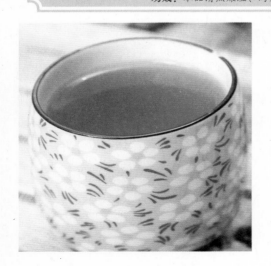

原料： 黄芩6克，瓜蒌5克

做法：

①将黄芩、瓜蒌分别用清水洗净，待用。

②砂锅置火上，加入适量清水，放入黄芩、瓜蒌，大火煮沸后转小火续煮10分钟。

③盛出煮好的药茶，放入杯中，待稍凉即可饮用。

桑叶菊花饮

功效： 本品清凉散降、疏风明目、清热解毒。

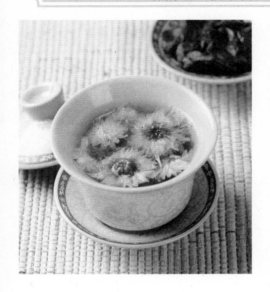

原料：桑叶8克，菊花4克

调料：白砂糖适量

做法：

①往砂锅中注入适量清水，用大火烧开，放入洗净的桑叶和菊花，用勺搅拌开。

②盖上盖，用小火煮20分钟，至药材析出有效成分，加入白砂糖调味。

③把煮好的茶水盛出，装入杯中即可。

陈皮半夏茶

功效： 本品理气健脾、燥湿化痰、泻火解毒。

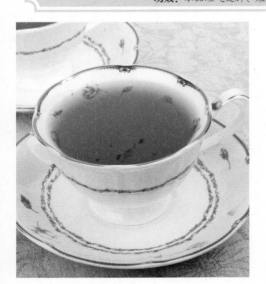

原料：陈皮4克，半夏5克

做法：

①往砂锅中注入适量清水，用大火烧开。

②倒入洗净的陈皮、半夏，用小火煮15分钟至其析出有效成分，搅拌片刻。

③把煮好的茶水盛出，装入杯中，待稍凉即可。

Part 05
祛虚湿

元气是我们的生命之源，
也是健康之本。
它由肾脏中的先天之精气化蒸腾而成，
再加上后天水谷之气、呼吸之气、自然之气，
是人体最基本也是最重要的气。
元气足的时候，人的免疫力就比较强，
身体也比较健康，不容易生病。
如果元气不足，人的免疫力就会开始下降，
身体变得衰弱，很容易生病。
湿为阴邪，最易耗伤人体元气，
形成脾虚湿盛，
又叫作虚湿。

1. 虚湿的症状

> 　　虚湿的人往往觉得全身倦怠乏力，动力不足，吃的东西虽然不多，但体形较胖，面色萎黄，不爱运动，容易腹胀，而且还特别容易疲劳，不爱说话，身体抵抗力较差，很容易患上感冒。

　　中医认为，疾病多由机体阴阳盛衰失调，人体气机升降失常，脏腑气血功能紊乱所致。当人体受到湿邪的侵袭，如果体内元气不足，无法抵御湿邪侵袭，就会导致脏腑机能衰退。

❀ 虚湿的表现

　　脾胃之气壅滞不行，体内湿邪无法通过正常运化排出体外，形成脾虚湿盛，又叫作虚湿。

　　虚湿的人跟寒湿、风湿、痰湿的症状都有不同。他们经常感觉累，工作累，学习累，出去玩也累；觉得全身倦怠乏力，动力不足；吃的东西虽然不多，但体形较胖，面色萎黄，不爱运动；容易腹胀，而且还特别容易犯困，不爱说话，身体抵抗力较差，很容易患上感冒。

❀ 没元气体力差

　　一般体形偏胖的人虽然也不爱运动，但能胜任一定强度的劳动。当他们干点体力活，充分活动身体后，反而觉得身体变得更加灵活、轻快，越干越有精神。

　　但虚湿的人因为元气不足，体内湿浊较多，缺少足够的体力，很难胜任一定强度的劳动。让虚湿的人干体力活，只会越干越累，并且随着体力的消耗，他们的精神会变得更差，甚至出现头晕目眩或耳鸣。虽然运动对祛湿能起到很好的效果，但是虚湿的人不适合高强度的运动。因为他们体内元气不足，过于激烈的运动只会让元气变得更虚，体质变得更差。因此，虚湿的人应该先祛湿，再补气、养气，适当进行一些和缓的运动，才能达到最好的祛虚湿效果。

2. 阳气虚弱湿邪侵

> 阳气变虚、变弱，湿邪也就趁机入侵，并且留在了我们的身体内，使体内气机运行受到阻滞，产生郁积，进而产生了一系列的健康问题。所以，祛湿要先补阳气。

在中医学上，"气"是个非常重要的概念。俗话说，"人活一口气"。这口气就是源自于肾的先天元气。

❀ 阳气虚弱

元气是人体本源之气，包括了元阴之气（阴气）和元阳之气（阳气）。它靠脾胃后天化生的水谷精微、肺吸进来的氧气不断补充，推动、促进着人体的生长发育，脏腑运转，水谷精微物质运输、传递和排泄。《庄子·知北游》中提到："人之生也，气之聚也，聚则为生，散则为死。"如果我们体内的元气不足，就会产生疾病，寿命会减短。如果失去元气，人也会失去生命。

现代人"阳虚十占八九，阴虚百难见一"。由于生活习惯的改变，大多数人经常用脑过度、长期熬夜、爱吃冰镇冷饮、久坐不动等，这些行为都会损耗阳气，使我们体内阴阳之气失去平衡，变得阴盛阳衰，令元气变得衰弱。尤其是现在许多女孩子为了减肥而过度节食，更是大伤阳气。

❀ 守护阳气

食物是后天对人体元气的一大补充源，一旦长期节食，元气补充源就会变得不足，人体内的这口"气"也会变虚、变弱，湿邪也就趁机入侵，并且留在了我们的身体内，使体内气机运行受到阻滞，进而产生郁积。

一般情况下，如果我们元气充足，体内有阳气的守护，就有足够抵御外邪的力量，就算受到湿邪的侵犯，也能把它"赶"出体外。所以中医认为，养生的真谛就在于固护阳气，保养元气，这样才能达到健康长寿的目的。

3. 粗粮是天然元气

> 　　虚湿体质的人在饮食上应该格外讲究。因其体质较弱，体内诸气不足，气不够用，其脏腑功能较为低下，肺脏功能和脾脏功能会相对弱一些。

　　虚湿的人对寒热的食物较为敏感，如苦瓜和胡椒等，食用多一点身体就有反应，为什么会这样呢？

❄ 泄气的食物

　　虚湿体质的人，体内的气不够用或气有停滞现象而身感气不足，所以不宜食用行气、破气、耗气之物，如萝卜、槟榔、山楂、柿子等食物。因为行气、破气是将体内之气降至人体的最低处，等于是泄气，会加重气虚症状。

❄ 损气血的食物

　　虚湿体质的人不宜过多饮用咖啡与浓茶，因咖啡与浓茶中含有咖啡因，能兴奋人体大脑的中枢神经，加速心脏的搏动。而气虚体质者，气血本身就有所不足，这无疑会增加耗损，加重病情。

❄ 粗粮大补元气

　　虚湿体质的人平时最好多吃粗粮，因为未经过精细加工的粗粮保留了大量的营养物质，并且提高了蛋白质的利用率，能有效补充体内元气。而且膳食纤维进入胃肠时，能吸水膨胀，使肠内容物体积增大，大便变软变松，促进肠蠕动，缩短粪便通过肠道的时间，起到润便、防治便秘的作用。另外，粗粮中膳食纤维含量较高，消化速度较慢，可以避免血糖迅速升高，防止体内产生痰湿。然而，过多食用粗粮也会对肠胃造成刺激。所以补充膳食纤维要适量，最好把粗粮与细粮搭配在一起食用。比如将7分的精米和3分的糙米均匀混在一起，煮熟后食用，既能防治便秘，还能使身体吸收更多更全面的营养成分。

4. 太溪穴固先天之本

> 虚湿体质的人由于体内元气不足，很容易感到疲惫，同时，由于体内有湿，经常出现四肢酸软无力、困倦懒动等症状。经常按一按太溪穴，可以明显改善这些症状，还能补充体内元气。

太溪穴既是足少阴肾经的输穴，还是肾经的原穴。太溪穴在传统医学中是这样理解的："太"，大也；"溪"，溪流也。太溪的意思是指肾精水液在此形成较大的溪水，是古代医籍中记述的"回阳九穴"之一，也是肾脏的元气居住的地方。肾是人体的先天之本，人体的元阴和元阳都来源于它，所以肾是人体元气之源。经常按太溪穴，能明显提高肾功能，达到滋肾阴、补肾气、壮肾阳、理胞宫的功能。因此，人们常把太溪穴视为修复先天之本的要穴。

我们在按揉时也可以对症处理，如有人经常咽喉干，喝水也不管用，没有唾液，其实这还是肾阴不足的原因。我们可以一边按揉一边做吞咽动作，这样效果会更好。

❀ **太溪穴**

按摩方法

以食指指肚为着力点，按压太溪穴，会有酸胀或疼痛感，以酸胀感为好。每天早晚各按压1次，每次3~4分钟。

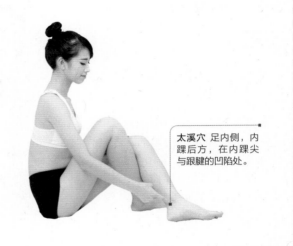

太溪穴 足内侧，内踝后方，在内踝尖与跟腱的凹陷处。

5. 艾灸气海穴化湿暖身

『 　　虚湿的人应重视补气祛湿。要如何做才能让补元气与除湿邪同时进行呢？最简单的方法是经常艾灸气海穴。 』

　　虚湿的人很容易头晕，普遍血压偏低，因为体内气不足，提不起劲儿，所以经常会感到疲倦、怠惰、无力，整个人比较慵懒，"提起来一条儿，放下来一堆儿"。

　　此类人能躺就不坐，能坐就不站，能坐车就不走路，能走路绝不跑。长期下去，体力会下降，身体的免疫力也会降低。

　　《黄帝内经》中提到，"邪之所凑，其气必虚"。当我们的体内有了湿邪，最简单的方法是经常艾灸气海穴。中医认为，气海穴为先天元气汇聚之处，宜补不宜泄，常灸此穴能温暖全身，培元补虚，祛除湿邪。不过要注意的是，孕妇不可艾灸或按摩此穴，否则可能对胎儿的健康不利，导致严重的不良后果。

✿ 气海穴

艾灸方法

①取站位，拇指点压气海穴3分钟左右。
②将艾条的一端点燃，在距离气海穴一定距离处悬停，不间断地进行熏灼。每天艾灸1次，每次10~20分钟。10次为一疗程，坚持二三个疗程即可。

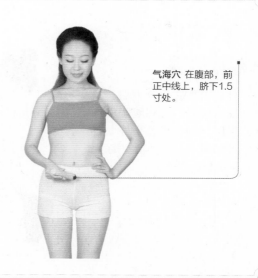

气海穴 在腹部，前正中线上，脐下1.5寸处。

6. 站桩养生法养气血

> 很多人以为站桩就只是呆呆地站在原地，其实，练习站桩是一种整体性的养生方法，可以起到调整人体气血、筋骨和精神的作用。

站桩是中华武术体系中的一个重要组成部分，并有"未习拳，先站三年桩"的说法，是中华武术的入门。站桩不仅是一种健身运动，也能锻炼意志力，长期练习站桩，能摒弃杂念，凝聚意念，并使身体充分放松，消除紧张，使心境更加平和。

站桩的方法非常简单，站桩时，应保持精神集中，尽可能地放空大脑，不要去想紧张、烦恼的事情。感受全身各部位是否放松了，并稍微调节一下有紧张感的部位。初学者练习站桩时，练习时间一般在2~5分钟，之后再逐渐增加练习时间，一般情况下不宜超过20分钟。在站桩结束后，可拍打一下双肩，做一些伸展四肢的动作。

✿ 站桩养生法

站桩方法

两脚分开，与肩同宽，膝盖可稍微弯曲，眼睛望向前方。双手十指自然张开，双臂曲抱于胸前或腹前，像是抱着一只无形的球。

站桩时应尽量放松全身的肌肉，把气沉于小腹，也就是武术家称为"下丹田"的所在，并把重心灌注在双脚脚底的涌泉穴。

先用鼻子深深地吸入一口气，然后微微张开嘴唇，向外轻轻地把这口气吐出来。反复练习呼吸，过程中保持全身肌肉放松，处于一种"似松非松，将展未展"的状态。

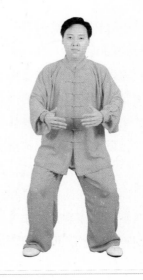

7. 运动锻炼提阳气强体质

> 　　虚湿体质的人往往不爱运动。不是因为他们懒，而是因为体内水湿过多，从而影响了脾胃的升清功能，进而影响到阳气在人体内的输布。

　　如果头部缺少阳气，水湿过多，人就会感到头昏脑涨，精神状态就会变得很糟糕，懒得动弹。如果四肢缺少阳气，水湿过多，人则会感到四肢酸楚、沉重、乏力。而且湿虚体质的人往往体力不足，肌肉松软不实，稍微运动下就会气喘吁吁，于是他们就更不愿意活动了。

❀ 动则生阳

　　中医认为"动力则升气"，适当进行运动锻炼，对升发阳气、祛除湿气很有好处。对于养生保健来说，运动更是不可缺少的重要部分，因为运动能增加肺活量，让身体自主升发阳气，可以很有效地改善湿虚体质。不过，气虚的人体能偏低，运动量应当适可而止，并选择相对和缓的运动，如散步、太极拳、瑜伽等。每次锻炼时间不宜过长，可适当增加每日锻炼

的次数。如每天锻炼二三次，每次锻炼10~20分钟。

❀ 绿色运动

　　你还可以尝试健步走。健步走是一项"绿色运动"，在任何时间、任何地点，只要自己愿意就可以进行。其行走速度和运动量介于散步与慢跑之间，既能很好地锻炼身体，又不会造成很大的负担。

　　健步走的方式：挺胸收腹抬头，以肩关节为轴，随着步行速度自然地前后摆臂，同时腿朝前迈，脚跟先着地，再到前脚掌。健步走时，呼吸应自然而均匀，如感到胸闷或出现气短症状，应立即休息或放慢速度。每天练习健步走，适当锻炼身体，能有效调节血管机能，提高心肺功能与耐力，祛除湿气，升发阳气，达到健康养生的目的。

8. 薏米红枣粥养血祛湿

> 有些人吃一点儿东西就饱胀不适，难以消化；还有人吃下东西，或腹泻，或便秘，或不生精微而生痰涎，或不长气血而长赘肉。这些问题，都是因为脾不健运、气血虚弱、脾虚湿盛而造成的。

中医认为，脾胃为后天之本，气血生化之源。脾胃不好，吃下东西不能很好地吸收，即所谓虚不受补，吃下的东西根本无法改善虚弱的身体，只会增加脾胃的负担，更不用说补气血了。

脾胃功能不好的人平时应该尽量少吃米饭，多吃面食，适当喝些汤粥。因为汤粥不需要咀嚼就能快速进入小肠，不需要胃部用力蠕动就能被吸收，可以减轻肠胃的负担，促进胃酸分泌，帮助食物消化，从而达到养护肠胃的效果。

薏米红枣粥就是一款很好的脾胃滋补品，薏米能健脾而清肺，利水而益胃，补中有清，以祛湿浊见长；红枣可补心脾、益气血。将薏米与红枣放在一起煮，能同时起到补血、养气、祛湿的功效。

薏米红枣粥

功效：本品健脾养胃、益气祛湿、养血安神。

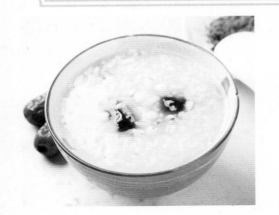

原料：红枣10克，大米、薏米各150克
做法：
①砂锅中注入适量清水，用大火烧热。
②倒入备好的大米、薏米、红枣，搅匀。盖上锅盖，烧开后转小火煮1小时至食材熟软。
③关火后将煮好的薏米红枣粥盛入备好的碗中，即可食用。

9. 饮食补虚湿保安康

『 虚湿的人在吃饭的时候要细嚼慢咽，才能减轻胃肠负担；可多进食一些软烂食物促进消化，预防便秘。虚湿的人平时应多食用具有益气健脾作用的食物，还应选用性平偏温的、具有补益作用的蔬果杂粮。 』

气是构成人体和维持人体生命活动的精微物质，虚湿的人容易感到乏力，食欲也不振。因此，他们的胃口不是很好，饭量较少，经常腹胀，大便困难，每次一点点。

❀ 饮食注意

虚湿的人在吃饭的时候要避免狼吞虎咽，要细嚼慢咽，才能减轻胃肠负担，促进消化，预防便秘；可多进食一些软烂食物，如杂粮粥、大米粥等；平时还可以食用一些能提高食欲的食物，但不宜食用山楂与乌梅。山楂与乌梅虽能开胃助消化，但山楂能行气、破气，食用山楂会加重气虚的现象；乌梅易伤肾而蚀脾胃，虚湿的人往往脾胃较虚弱。经常食用山楂与乌梅有损害脾胃之弊，还会伤害体内的元气。

❀ 多吃蔬菜杂粮

在饮食上，虚湿的人平时应多食用具有益气健脾作用的食物，如南瓜、红薯、山药等；还应选用性平偏温的、具有补益作用的蔬果杂粮进行补养。果品类有青枣、葡萄干、苹果等；蔬菜类有玉米、豇豆、胡萝卜、红薯、竹荪等；谷物类有粳米、小米、燕麦等。

虚湿的人体质比较娇弱，平时一定要注意饮食起居，不宜过于劳累或熬夜，要做到三餐有规律，并坚持适合自己的运动。平时应多到室外活动身体，呼吸新鲜空气，促进体内浊气的排出。但应注意保暖，避免受到风寒。

❖ 补虚祛湿食谱

茯苓胡萝卜鸡汤

功效： 本品补益气血、养心安神、利水渗湿。

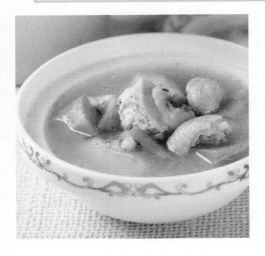

原料： 鸡肉块500克，胡萝卜100克，茯苓25克，姜片、葱段各少许

调料： 料酒16毫升，盐2克，鸡粉2克

做法：

①胡萝卜洗净，去皮，切成小块。

②锅中注清水烧开，倒入鸡肉块、少许料酒，汆去血水，捞出备用。

③砂锅中清水烧开，放入姜片、茯苓、鸡肉块、胡萝卜块、少许料酒，小火炖煮1小时至食材熟透；加入盐、鸡粉，拌匀调味；关火后盛出煮好的汤料，撒上葱段，装入碗中即可。

虫草党参鸽子汤

功效： 本品大补元气，还有祛湿、益脾之功效。

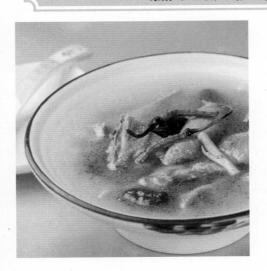

原料： 虫草2根，红枣20克，当归10克，枸杞8克，党参10克，薏米30克，鸽子肉180克，姜片少许

调料： 料酒16毫升，盐2克，鸡粉2克

做法：

①锅中注清水烧开，倒入鸽子肉、少许料酒，煮至沸，汆去血水，捞出待用。

②砂锅中注入清水烧开，倒入鸽肉、药材、料酒、姜片，小火炖1小时，至食材熟透。

③放入盐、鸡粉，搅拌片刻，使食材入味均匀；关火后将炖煮好的汤料盛出，装入碗中即可。

10. 祛湿药膳补阳虚

> 虚湿的人不仅要祛水湿，还要补足元气。将一些具有补益元气效果的药材加入食物中，做成药膳，补充元气，把病邪驱逐出体外，人也会变得美丽又健康。

现代人多以体形纤瘦为美，许多女孩子为了保持身材而节食，反而越减越肥，这是为什么呢？

❖ 十胖九虚

俗话说，"十个胖人九个虚"。外形偏胖的人往往是虚湿体质，而且往往脾胃虚弱，吸收和排泄能力也差，多余的湿气在体内积聚，水液不能随气血流动，滞留在人体细胞之间，使机体迅速膨胀起来，所以虚湿的人就算体重并不重，外表看起来却偏胖。

❖ 祛湿除水肿

《素问·五运行大论》中记载："中央生湿，湿生土，土生甘，甘生脾，脾生肉，肉生肺。其在天为湿，在地为土，在体为肉，在气为充，在藏为脾。"这里说的湿，并非指天之

湿气、地之润泽，而是水湿，是邪气。水湿停于肠，则为泻；停于胃，则为痰饮；停于肌肤，轻则为湿，重则为水肿。所以，想要保持体形纤瘦，不应该节食，而是要食用一些祛湿性极强的药材或食物，祛除滞留在人体的水湿，才能起到良好的效果。长期节食只会越减越肥。

❖ 补阳虚助健康

到了秋冬季节，虚湿的人一旦受冷就很容易感冒，但身体强壮的人却一点事都没有。因为虚湿的人体内元气不足，所以，较容易受到病邪入侵。因此，虚湿的人不仅要祛水湿，还要补足元气。平时可将一些具有补益元气效果的药材，如黄芪、花旗参、党参、白术等加入食物中，做成药膳。只要身体内的元气充足，就会像是太阳驱散阴霾，把病邪驱逐出体外，人也会变得美丽又健康。

白术黄芪煮鱼

功效： 本品补中益气、健脾和胃、化湿利尿。

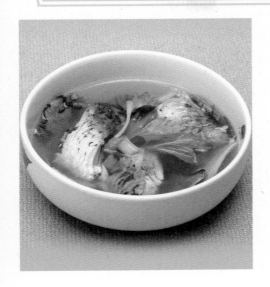

原料： 白术、黄芪各10克，防风6克，虱目鱼肚1片，芹菜段适量

调料： 盐、味精、淀粉各适量

做法：

①将虱目鱼肚洗净，放淀粉拌匀，腌渍20分钟；药材洗净，沥干，备用。

②锅置火上，倒入清水，将药材与虱目鱼肚一起煮，用大火煮沸，再转小火续熬，至味出时，放盐、味精调味。

③起锅前，加入洗净的芹菜段即可。

桑枝薏米鸡汤

功效： 本品补益气血、祛湿通络、生津利水。

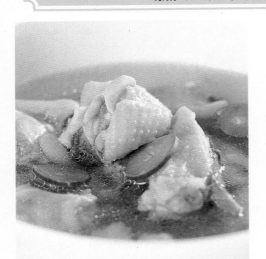

原料： 桑枝60克，薏米10克，羌活8克，老母鸡1只

调料： 盐适量

做法：

①将桑枝洗净，切成小段；薏米、羌活洗净备用。

②鸡宰杀，洗净，斩件。

③桑枝、薏米、羌活与鸡肉共煮至烂熟汤浓，加盐调味即可。

Part 06
祛风湿

自古以来，
风湿病就是临床上的常见病、
多发病和疑难病。
不正确的生活和饮食习惯，
容易让湿邪与风邪入侵身体，
导致风湿病的发生。
风湿病患者往往感觉
肌肉筋骨关节疼痛、伸展不利，
甚至出现肿大、灼热、畸形等症状。
要想预防风湿病，
要对其有正确且充分的认识，
才能更加从容地应对疾病，
健康快乐地生活。

1. 风湿的症状

> 　　《素问·痹论》有一段关于风湿的记录："风寒湿三气杂至，合而为痹也……其入藏者死，其留连筋骨间者疼久，其留皮肤间者易已……"

　　中医有句话叫作"千寒易除，一湿难去"，并且认为在风、寒、暑、湿、燥里，最难缠的就是湿邪。

❈ 湿邪的产生

　　在日常生活中，我们受到寒冷侵袭，只要不是立即致命的，都能通过正确的调理，很快地祛除寒邪。但湿邪就不一样了，湿邪无处不在，如长期处于潮湿的环境中、经常穿湿衣、洗头后不擦干头发，都会导致人体产生湿邪。

　　湿邪的产生和我们的脏腑功能失调有很大的关系。尤其是脾胃，脾为至阴之脏，喜燥恶湿，如体内湿气过盛，就会损伤脾脏，令脾胃虚弱，运化功能失常。脾一旦虚弱，身体就失去了抵御的屏障，脾的运化功能失常，湿邪就会趁机侵入其他脏腑之中，并且通过经络扩散到全身关节，遇风则变成风湿。

❈ 风湿病的危害

　　风湿性关节炎多发生在四肢各关节处，尤其以肩膀、肘部、膝盖与脚踝处最为常见。发作时，患病部位酸痛难忍，屈伸无力，情况严重时甚至会发生关节变形，严重影响日常起居。部分患者还因风湿病反复发作，产生其他病变，如心肺类疾病、消化道疾病和肾脏疾病等。患者如果在发病期间得不到有效的治疗，会致残甚至危及到生命。

❈ 风湿上身

　　一旦患上风湿，发作起来不仅酸痛难忍，而且缠绵难愈，往往只能缓解而无法根治，这是因为湿气已经深入骨头。《素问·痹论》有一段关于风湿的记录："风寒湿三气杂至，合而为痹也……其入藏者死，其留连筋骨间者疼久，其留皮肤间者易已……卫者，水谷之悍气也，其气慓疾滑利，不能入于脉也，故循皮肤之中，分肉之间，熏于肓膜，散于胸腹，逆其气则病，从其气则愈，不与风寒湿气合，故不为痹。"

这段话的意思是，人体如果同时受到风、寒、湿这三种外邪侵袭，就会形成痹证，也就是我们现在的风湿。风湿如果入侵到我们的五脏六腑，就会导致死亡；如果风湿滞留在筋骨之间，则会久痛难愈；如果风湿停留在皮肤表面，就比较容易治疗。如果我们体内的脏腑运行失常，营卫之气的循行逆乱，人就会得病。只要调理好身体脏腑，调和营卫之气，风湿就会痊愈。而且，如果日常做好防范工作，注意防风、保暖、祛湿，不受到风、寒、湿的外邪侵袭，就不会患上风湿。

❧ 风湿病的防护

除此之外，应保持警惕，当肌肉或关节出现红肿、疼痛、无力、发热时，应及时去医院诊断，早发现早治疗，就不会对身体造成严重的损害。如果已经患上风湿，更要积极配合治疗，不能随意断药。部分患者在服药后，病情得到很大的好转，不经咨询医生意见，就擅自停药，导致已经好转的病情反复，甚至变得更加复杂，妨碍正确的治疗。为了自身的健康着想，一定要配合治疗，才能有助于身体的康复。

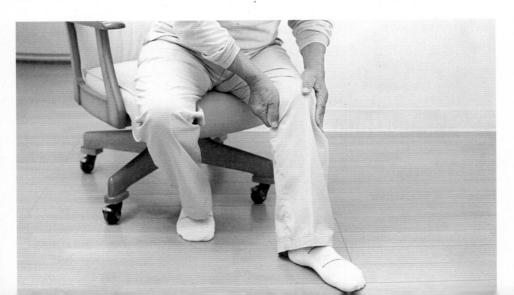

2. 养成祛风湿习惯

> 在日常生活中，很多行为都会耗损阳气，令体内湿气积聚。身体内的阳气一旦受损，导致体内湿邪内郁，这时如果再受到风邪侵犯，就会变成风湿。

宋代的医学家窦材提出："阳精若壮千年寿，阴气如强必毙伤。"意思是说，如果我们体内的阳气充足，自然会健康长寿。相反，如果体内阴盛阳衰，就会产生种种疾病。

❈ 坏习惯易患风湿

很多行为都会耗损阳气，令体内湿气积聚。如穿湿衣湿袜，频繁呆在空调房，经常光脚在冰冷地板上行走，贪吃冰凉生冷食物等，这些行为都会损伤我们的阳气，导致身体阴盛阳虚，湿邪内郁，这时如果再受到风邪侵犯，就会变成风湿。

❈ 潮湿的环境

除了不良的生活习惯之外，生活环境也是产生风湿的一大原因。如果人经常生活在潮湿、阴冷的环境中，很容易导致湿气入侵体内，还会令体内阳气进一步耗损。如果身体阳气充足，脾肾功能正常，即使体内有湿气，也能很快地排除出去。

❈ 祛风湿的方法

要怎么样才能保养脾肾，祛除湿气呢？你可以吃一些祛风湿、补肝肾、和脾胃的食物，如木瓜、白扁豆、芡实、鲫鱼等；平时多进行一些适度的体育锻炼，如散步、打太极拳；注意做好保暖工作，防风防寒，不要穿湿衣湿袜，洗澡或洗头后一定要彻底擦干，忌吃肥甘厚腻及生冷食物；经常按摩一下祛湿穴位，做一做艾灸或拔罐，都能起到很好的防治风湿的效果。

想要祛除疾病，保持健康，需要长期坚持，而且还需要全方面的配合，从饮食、锻炼、生活习惯等多方面进行改变，体质才能慢慢好转，才能彻底恢复健康。

3. 看天气穿衣

> 大多数风湿病患者对天气变化十分敏感。遇上多雨季节时，应积极做好防潮工作；在季节交替或突然降温时，应提前准备好较厚的衣服与寝具，以防受寒。

大多数风湿病患者对天气变化十分敏感。当遇上阴雨天气时，患者关节处总会出现不同程度的酸痛与肿胀，许多患者在多雨、秋冬交替季节时，由于没有做好防潮保暖工作，原本已经渐渐稳定的病情产生变化，症状加重，以前的治疗也失去了意义。

起居室防湿

平时应注意保持起居室干燥温暖，最好选择向阳、干燥的地方作为日常居室。在天气晴朗时打开窗户。可以改善空气质量，有益于肺部健康，还能令起居处保持干燥，避免处于潮湿的环境中。

遇上多雨季节时，应积极做好防潮工作，可以用小布袋装适量石灰放在角落处防潮，也可以购买吸湿盒、吸湿包等吸湿用品防潮，以减缓室内潮湿的状况，预防风湿病情的加重。

注意防寒

在季节交替或突然降温时，应提前准备好较厚的衣服与寝具，以防受寒。应特别做好腿膝保暖工作，可以选择购买棉质护膝，或者在膝关节附近贴"暖宝宝"。需要注意的是，"暖宝宝"虽然温度不高，但不能直接贴在皮肤上，以免引起低温烫伤。

减少痛证

风湿病患者在日常起居时也会出现部分肢体硬直、发麻、僵硬、冰凉的现象，严重时，患者全身上下都无法动弹。如果情况不严重，可以进行局部按摩或热敷，平时多做锻炼，以促进气血循环，预防肢体僵硬。若情况严重，应立即送医观察治疗。

4. 多晒太阳多补钙

> 人体内阳气衰退，身体的免疫力就会下降，容易招致风湿病邪的侵入。要想补充体内阳气，祛除风湿，晒太阳是简单有效的方法。

天地万物的生长靠太阳，而维系人体健康也要靠阳气。阳气与身体的关系，就像是生物与太阳的关系一样。如果人体没有了阳气，如同天地万物没有了太阳，失去了生机。

同时，如果人体内的阳气衰退、减弱，身体的免疫力就会下降，容易招致风湿病邪的侵入。

❁ 多晒太阳

那么，要怎么样才能补充体内阳气，祛除风湿呢？晒太阳是一个简单又有效的方法。

太阳中的紫外线有很强的杀菌能力，部分细菌与病毒接受阳光照射一定时间就会被消灭。经常晒一晒太阳，适当接受紫外线的照射，能有效杀除皮肤上的细菌，增强皮肤的抵抗力。常晒太阳还能促进血液循环，增强人体新陈代谢功能，促进肠对钙、磷的吸收，有预防骨质疏松的作用。

❁ 巧晒太阳

有人会说，晒太阳谁不会？其实不然，晒太阳也要讲究方法。晒太阳时，最好选择在上午6：00~9：00，这时阳光比较温暖柔和，能起到加温身体的作用，又不会因过热导致中暑。患有风湿性关节炎的患者最好将双腿裸露在阳光下，经常晒一晒，能有效祛除腿部湿气。晒腿时，最好配合敲肝经或按摩小腿肚，可舒缓疲劳，使腿部血气循环加快，帮助祛除体内的风湿。

除了晒腿之外，更应该晒一晒背部。人体的背部有全部的背俞穴，还有各个脏腑的反射区，是内外环境的通道，也是最易受到外邪侵袭的部位。外邪最易通过这些穴位影响肌肉、骨骼和内脏的功能，使人患病。经常晒一晒背部，接受阳光照射，能直补督脉的阳气，对身体健康起到积极的作用。

5. 常按合谷穴祛风湿

> 　　工作繁忙的人，没办法抽出时间来锻炼身体。经常按一按合谷穴，能贯通气血，祛除体内风邪湿热，也能起到很好的预防疾病的效果。

　　很多人都知道，多锻炼身体能提升阳气，增强人体免疫力，祛除体内风湿。但如今人们多数从事办公室类的工作，很少有活动身体的时间，再加上工作节奏快，更没办法抽出时间来锻炼身体了。也正因为如此，越来越多人的抗病能力下降，稍不留神，风湿病邪就会趁机侵袭人体。

　　没有时间锻炼身体，经常按一按合谷穴，也能起到很好的预防疾病的效果。合谷穴是手阳明大肠经上的重要穴位，经常按摩合谷穴，能贯通气血，祛除体内风邪湿热，促使阳气升发，增强人体免疫力。

　　体质较弱、很少锻炼的人更应该抽时间多按摩合谷穴。常按合谷穴既能抵御与祛除风湿，还能治疗上火、牙痛、咽喉肿痛，还能开发腠理、宣通毛窍，在感冒的预防和治疗方面可以起到良好的效果。

❀ 合谷穴

按摩方法

以拇指指肚为着力点，按压合谷穴，会有酸胀或疼痛感，以酸胀感为好。每天早晚各按压1次，每次3~4分钟。

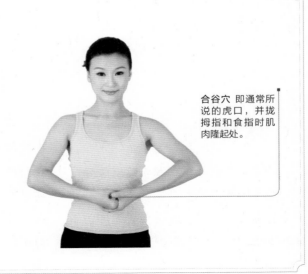

合谷穴 即通常所说的虎口，并拢拇指和食指时肌肉隆起处。

6. 祛风三妙招

> 很多人不在意身上的小病小痛，没有想过把风寒湿气赶出体外，令风寒湿气在体内扎根，造成各种痛苦的病症。其实，只要在日常生活中经常用饮食、运动和艾灸来祛风湿，就再也不用发愁了。

风湿病会给很多患者带来很大的痛苦，严重影响生活质量。但风湿病和其他重大疾病一样，也许起源只是淋了一场雨没有及时擦干身体，晚上睡觉没有盖好被子，在寒冷的天气里为了美观穿短裙……

很多人都不在意身上的小病小痛，也没有想过要及时把这些风寒湿气赶出体外。但长期这样下去，就会令风寒湿气在体内扎根，从而演变成风湿病。其实，祛除风湿寒的方法很简单，只要在日常生活中经常用饮食、运动和艾灸来祛风湿，持之以恒，就再也不用发愁了。

❈ 饮食

中医素有"药食同源"的说法。因风湿类疾病症状复杂，恢复缓慢，患者在服药治疗时，配合饮食调理，不仅可以增加治疗效果，还可以弥补药物治疗的不足与抑制药物的不良反应。一般来说，日常饮食不可过量，并以清淡为主，尽量避免采用炸、烤、爆、炒等烹调方式，应采用蒸、炖、煮等料理方法。可适当食用葱、姜等辛温发散之品，以祛风湿；并针对不同的症状，选择具有针对性的食材，如红花、当归等药材能活血通络、祛风止痛，可用于缓解局部红肿、热痛等症；食用具有健脾利湿的食物，如山药、扁豆、薏米等，可以缓解肿胀症状。

❈ 保健操

中医有句话叫作"未病先防"。在还没有发生风湿疾病之前，多锻炼身体，并且做做祛湿操，能排出体内的风寒湿气，促使经脉气血通畅、关节疏利，并能提高抗病能力，防止风湿。

步骤1：站姿，两手手掌交叉置于头顶，缓缓低头，然后再缓缓抬起，做10~20次。此动作可疏通颈部气血，促进血液循环。

步骤2：站姿，双手交叉放于颈后，左右转动身体，做20~30次。此动作可活动关节，祛除关节间湿寒。

步骤3：站姿，弯腰，双手轻轻拍小腿外侧，做20~30次。此动作可促进气血循环，帮助排除关节间湿气。

✿ 按摩血海穴

穴位按摩是经典的中医外治方法之一，它具有温经通络、消瘀散结的作用，可使局部组织血液循环加快，对由于血行障碍而产生的炎症、肿胀有较好的疗效；还能帮助祛除风湿寒邪，加强身体自然恢复能力。

中医认为"治风先治血，血行风自灭"。其中血海穴是足太阴脾经上的重要穴位，该穴位的作用主要在于补血养血、活血化瘀、引血归经，从而达到补养、调配和疏散人体血液的作用。因此，血海穴自古就被看作是强身健体的治本大穴。按摩血海穴，可以散寒除湿，补养气血。经常按摩此穴，对防治风湿类疾病具有非常显著的疗效。

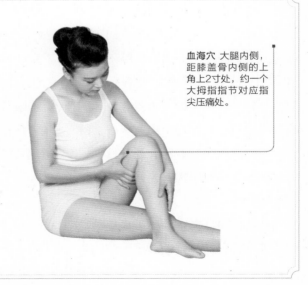

✿ 血海穴

按摩方法

以拇指指肚为着力点，按压血海穴，会有酸胀或疼痛感，以酸胀感为好。每天早晚各按压1次，每次3~4分钟。

血海穴 大腿内侧，距膝盖骨内侧的上角上2寸处，约一个大拇指指节对应指尖压痛处。

7. 拉伸操天天做

> 长期不运动，肌肉变得难以拉伸，动作越来越不灵活，还会让人感觉身体越来越慵懒。平时应该多拉伸一下身体，让肌肉放松变软，还可以缓解四肢僵硬，祛湿活气血。

现代人长期坐在办公室里，下班后也喜欢待在家里，不爱外出活动。如果长期不运动，身体就会变得僵硬，肌肉变得难以拉伸，原本应该伸缩自如的肌肉开始硬化，无法很好地放松与舒展，阻碍很多动作的顺利进行，还会让人感觉身体越来越慵懒。

❀ 拉伸的好处

人越是不活动，体内的气血流通就越缓慢，多余的水分和老化的废物就不能排出体外，一直堆积在身体里。想要祛湿活气血，缓解四肢僵硬，平时应该多拉伸一下身体，让肌肉放松变软。拉伸对于患有风湿类疾病人群的健康尤其有利。通过拉伸，可以收缩与伸展肌肉，使筋骨灵活，预防风湿类关节炎。

在做各种体育运动前，更应该拉伸一下身体，这样可以增大关节的活动范围，便于身体进行一些幅度较大的活动，还能有效地伸缩肌肉，增强新陈代谢功能，促使体内多余湿气与毒素排出，从而令人变得更有精神，延缓衰老。

❀ 拉伸应注意

在做拉伸运动时，应当循序渐进，不要强行用力和做任何急促的动作，一切都应该慢慢地、循序渐进地进行。如果你感到有一种微微的抽痛感，应该暂时停下来，保持姿势稳定，缓慢呼吸，直到抽痛感逐渐消失，再继续。在拉伸的过程中，你的呼吸节奏应该是平静而有规律的，并将注意力完全集中在动作上，一旦感觉到过于勉强，应该立即停止。

❀ 简单拉伸动作

拉伸颈部

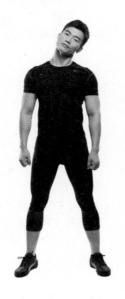

STEP 01

站立，双手自然下垂放于身体两侧，眼睛向前看。慢慢将头向左侧倾斜，保持姿势4~5秒。然后将头回正，慢慢将头分别向右侧、后侧、前侧倾斜，保持姿势4~5秒。

拉伸手臂

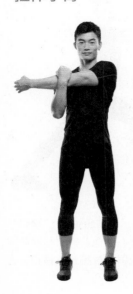

STEP 02

双脚站立，与髋同宽，双膝微弯。将左手越过身体，手肘微弯。并以右手固定于左手肘处，然后将左手臂向身体靠，直到感觉到肩膀的肌肉紧绷。换一边再重复相同动作。

拉伸胸部

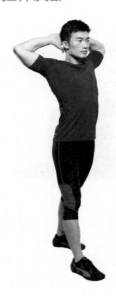

STEP 03

双脚前后跨步站立，双手打开，活动肩关节。双脚前后站立保持不变，双手抱头，双臂尽量向后伸展。

拉伸腰背部

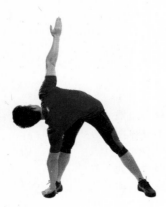

STEP 04

双脚跨步分立，双手手臂打开，向两侧水平伸展。弯腰，左手抓住右脚脚面，右手臂上举，头部看向右手指尖。身体恢复至初始姿势，然后换另一侧重复上述动作。

拉伸大腿

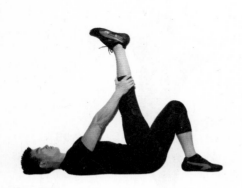

STEP 06

平躺于地面上，双腿屈膝，脚后跟靠近臀部，双手放于身体两侧，掌心向下。将一条腿抬起，双手扶住小腿部，将腿尽量朝身体拉伸，直至极限。换另一条腿练习。

拉伸背部

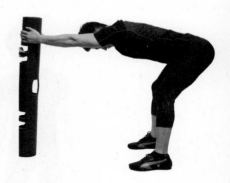

STEP 05

站立于能支撑体重的支撑物前，双手抓握支撑物并将身体往前倾，微微屈膝，双腿向地面施力，手臂向后拉，感受背阔肌的拉伸。

拉伸小腿

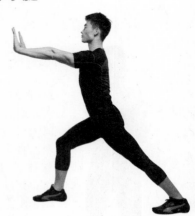

STEP 07

取站姿于墙前约一大步的位置，双脚站立，与髋同宽。将右腿向前跨，呈屈膝姿势，感觉左小腿肌群被拉扯到。换边，进行右小腿的伸展。

8. 热敷缓解关节痛

> 天气变化时，风湿病病人都会出现关节酸痛。很多人会吃止痛药止痛，但药品毕竟有一定副作用。其实，可以试试热敷，方法简单，效果也不错。

患有风湿类疾病的患者多数都受到关节酸痛的困扰。在日常生活中，有人穿衣较多，膝盖处还包着棉护膝，他们往往是风湿类疾病的患者。

每到下雨或者天冷的日子，他们的关节总会感到酸痛难忍，静卧不减，同时还感觉肢体疼痛坠胀，有沉重感，抬举无力。

"是药三分毒"

有些人难忍关节酸痛，在发作时往往选择服用止痛药来缓解疼痛。俗话说"是药三分毒"，虽然服用止痛药能暂时缓解疼痛问题，但同时也会为肝脏与胃肠带来新的问题。尤其是长期服用止痛药，更容易伤肝损脾，许多人服药后发生了恶心、呕吐、胃黏膜损伤的症状，对身体健康造成一定影响。

服用止痛药会有副作用，不服用止痛药又疼痛难受，那可怎么办呢？

热敷缓疼痛

你可以试试热敷。热敷能促进局部血液循环，缓解关节酸痛，对风湿类疾病能起到辅助治疗的作用。

当酸痛难忍时，可煮一锅热姜汤，并将毛巾浸入热姜汤中，绞干毛巾，然后将毛巾敷于患处。症状严重的人，还可以先内服一些姜汤，这样内外结合对于散风祛寒、舒筋活血的作用更大，能有效缓解疼痛。

除此之外，还可以准备1~2千克的粗盐和一只用于装盐的布袋。先将粗盐放入锅中炒制10分钟，然后将盐装入备好的布袋中，并将布袋放在关节疼痛处，即可进行热敷。需要注意的是，在热敷前，应事先在要热敷的部位垫上较厚的棉布或毛巾，以避免烫伤。

装盐的布袋可以反复利用，当下次需要热敷时，放入微波炉加热数分钟，取出，继续敷于患处即可。

9. 艾灸调气血活经络

> 中医认为，通则不痛，痛则不通。风湿停滞在人体的肌肉与关节时，就会阻碍气机的正常运行，令人痛楚难忍。而艾灸具有温通经络、行气活血的作用，是常用的祛除风寒湿邪的绿色疗法。

艾灸是一种古老的中医自然疗法，操作简单，使用方便。它能够通过对穴位和经络的温熏，起到调和气血、疏通经络的作用。燃烧艾叶能温和地刺激人体穴位，还能帮助恢复元气，补充体能，平衡阴阳。

艾灸能祛除体内的湿气，使特定穴位得到温热的刺激，提振阳气，寒邪之气自然就会慢慢消散，并能疏通人体经络，对风湿病的治疗非常有帮助。

气机正常运转，气血流畅运行，病情自然会得到缓解。如果风湿病患者与家属能学会艾灸，时常进行艾灸，既能减轻痛苦，也能消炎消肿，对风湿引起的关节疼痛可起到明显的治疗效果。

❋ 祛风湿特效穴

风湿病患者进行艾灸时，主要的治疗穴位为大椎穴和足三里穴，也可以灸阿是穴。阿是穴的意思是"有痛便是穴"。患者感觉有疼痛的部位，或者按压时有酸、麻、胀、痛、重等感觉的部位，即可作为阿是穴用来治疗。也可以根据相应部位皮肤的变化来取穴，如出现斑点、颜色改变、变硬、肿胀、条索状结节等。

艾灸小贴士

◇ 施灸期间注意休息。

◇ 在做艾灸前可以适当用姜与防风煮水泡脚，可以预防感冒。

◇ 每次灸完后注意保暖。

◇ 做完艾灸后，保持乐观心态，适时调整自己的情绪。

艾灸方法

❋ **选穴汇总：中脘穴、神阙穴、关元穴、大椎穴、命门穴、足三里穴**

取穴精要

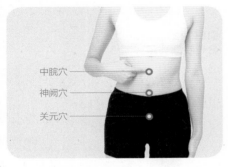

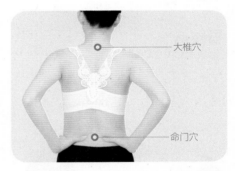

中脘穴：在腹部，前正中线，脐上4寸处。

神阙穴：在腹部，前正中线上，肚脐凹陷处。

关元穴：在腹部，前正中线上，脐下3寸处。

大椎穴：后正中线上，第七颈椎棘突（即低头时颈背最突起的骨头）下凹陷中。

命门穴：在腰部，后正中线上第二腰椎棘突（隆起的骨）下凹陷处。

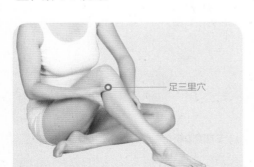

足三里穴：小腿前外侧，犊鼻下（膝盖骨下缘）3寸，距胫骨前缘约一横指处。

艾灸步骤

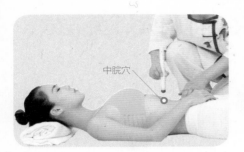

中脘穴

STEP 01
悬灸腹部中脘穴。

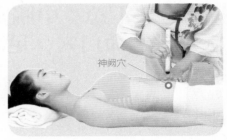

神阙穴

STEP 02
悬灸腹部神阙穴。

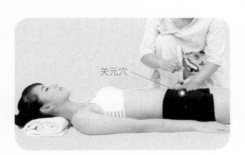

关元穴

STEP 03
悬灸腹部关元穴。

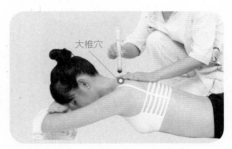

大椎穴

STEP 04
悬灸背部大椎穴。

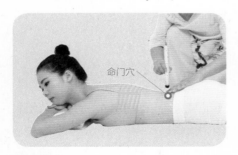

命门穴

STEP 05
悬灸背部命门穴。

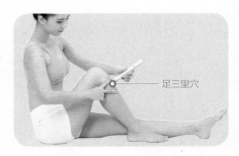

足三里穴

STEP 06
悬灸腿部足三里穴。

10. 拔罐祛风有奇效

> 拔罐是利用负压使罐具吸附在人体表面，刺激人体的皮肤、经络、穴位产生一定的变化，起到治疗保健作用的中医外治法。

患有风湿关节痛的人，发作起来都不好受。去年夏天，我接诊过一个患者，她今年近60岁，是一位"老寒腿"了。去年冬天，她的孩子搬了家，暖气一时没供应上，又因为搬家事情多，她疏忽了腿膝保暖工作，于是风湿病就发作了。

病痛发作时腿膝又酸又软，痛得她直流冷汗，翻来覆去睡不安稳。她的孩子想给她服用止痛药，她却因为害怕留下后遗症而拒绝了。这样下去也不是办法，她的孩子就来找我帮忙调理一下她的身体。患有风湿关节痛最应该重视保暖工作，切忌受风，一旦发作，几乎不能走动，因为越是活动，疼痛就越是强烈。我给患者开了祛风祛寒的方子，并给她做了拔罐。

❀ 拔罐原理

拔罐时，当罐具吸附在人体表面，就会产生负压，使局部的毛细血管通透性变大以及毛细血管破裂，少量血液进入组织间隙，从而产生瘀血，红细胞受到破坏，血红蛋白释出，出现自身溶血现象。在机体自我调整中，拔罐产生了行气活血、舒筋活络、消肿止痛、祛风除湿等功效，起到了一种良性刺激，促使机体恢复正常功能。

《本草纲目拾遗》记载，"拔罐可治风寒头痛及眩晕、风痹、腹痛等症"，可使"风寒尽出，不必服药"。做了一次之后，患者感觉身体疼痛减轻了许多，我让她注意保暖工作，平时多拔拔罐，可以起到很好的辅助治疗风湿病的作用。

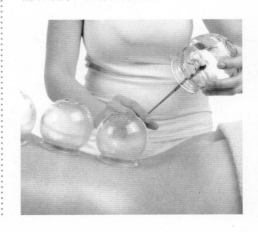

拔罐方法

❋ **选穴汇总：阳陵泉穴、殷门穴、环跳穴、承扶穴、委中穴、承山穴**

取穴精要

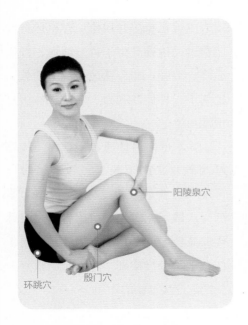

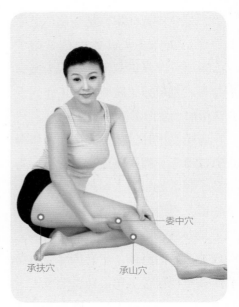

阳陵泉穴： 膝盖斜下方，小腿外侧之腓骨小头稍前凹陷中。

殷门穴： 在大腿后面，承扶穴与委中穴的连线上，承扶穴下6寸。

环跳穴： 在股外侧部，侧卧屈腿，当股骨大转子最凸点与骶管裂孔连线的外1/3与中1/3交点处。

承扶穴： 位于臀部横纹线的中央下方。

委中穴： 在腘窝横纹中点处。

承山穴： 位于人体的小腿后面正中，委中与昆仑穴之间，当伸直小腿或足跟上提时，腓肠肌肌腹下出现的尖角凹陷处即是。

拔罐方法

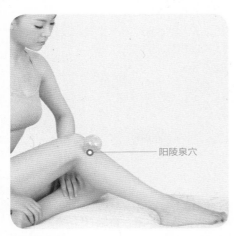

STEP 01
阳陵泉穴，选用小罐，留罐10分钟。

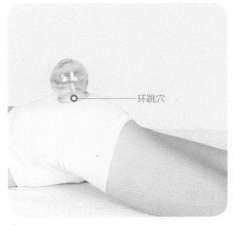

STEP 02
环跳穴，选用大罐，留罐15分钟。

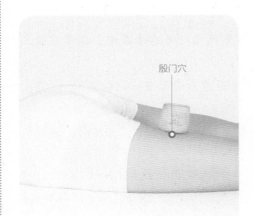

STEP 03
殷门穴，选用小罐，留罐15分钟。

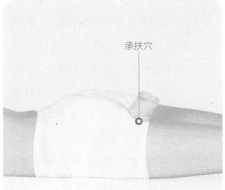

STEP 04
承扶穴，选用小罐，留罐15分钟。

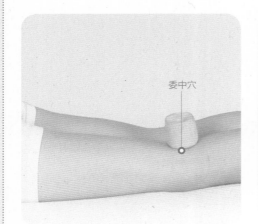

委中穴

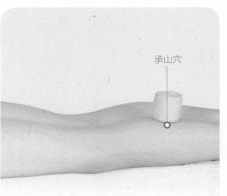

承山穴

STEP 05
委中穴，选用小罐，留罐10分钟。

STEP 06
承山穴，选用小罐，留罐10分钟。

拔罐小贴士

◇ 拔罐时应注意保暖，夏季应避免风扇对着患者直吹，冬季要做好室内保暖工作。

◇ 选择肌肉较多的部位拔罐，避免毛发和骨骼突出的位置。

◇ 对于初次拔罐者，宜采取卧位，选用小罐具，且拔罐数目要少。

◇ 任何病症宜先拔颈项部。一般原则是先颈项部、背腰部，再胸腹部，最后是四肢和关节部。

◇ 应注意不要灼伤或烫伤皮肤。

◇ 拔罐完毕后，宜饮用一杯白开水。

◇ 一般拔罐后3小时内不宜洗澡。

11. 除风湿饮食调养有方

风湿病患者平时除了要在生活起居方面注意预防风湿寒，饮食方面也需要多加注意；可食用一些辛温性暖的食物，还可以多食用一些具有散寒除湿、祛除湿痹的调味料。这些食物能够散寒气、通血脉，对预防风湿病有一定的作用。

患上风湿病真是让人苦不堪言，特别是遇上阴雨天，患者的腿膝处就会开始酸痛，活动不便，给日常生活带来极大的不便。风湿侵袭身体之后很难祛除，而且需要一个较为漫长的治疗过程。所以，我们更应该注意保养身体。

平时应注意保持室内通风干燥，不要穿潮湿的衣服，避免湿邪入侵身体，加重病情。

吃得清淡

风湿者应避免食用辛辣、油腻食物，应以清淡的饮食为主，要做到定时、适量，不宜多吃甜腻食物，易助湿生痰，并忌食经过冰镇的水果和饮料。风湿病患者的脾胃较为虚弱，食用冰镇食物会对脾胃造成更大的损害，并令体内寒气积聚，导致关节与肌肉的疼痛加重，使病情雪上加霜。

饮食祛风湿

风湿病患者平时可食用一些辛温的食物，如狗肉、羊肉等，还可以多食用一些具有散寒除湿、祛除湿痹的调味料，如花椒、桂皮、葱白等。这类食物能够散寒气、通血脉，对预防风湿病有一定的作用。需要注意的是，便秘、痔疮患者及阴虚火旺者不宜食用。

有些风湿病患者担心自己的体质虚弱，拼命进食各种补品。这样做只会增加肠胃负担，导致腹部不适，还易产生体内湿盛，令壅气助湿，加重病情。

因此，风湿病患者在安排饮食时，应以自身实际情况出发，合理安排三餐，选择清淡易消化的食物，适当进补祛寒利湿的药膳，才能促进身体的康复。

❈ 除风祛湿食谱

生姜肉桂炖猪肚

功效：本品温肾助阳、温里散寒，适合风湿病患者食用。

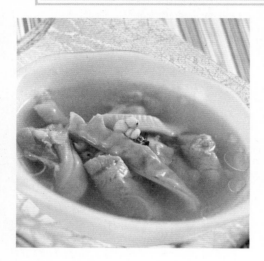

原料：猪肚150克，猪瘦肉50克，薏米
25克，生姜15克，肉桂5克

调料：盐6克

做法：

①猪肚洗净，氽水后切长条；猪瘦肉洗净
切块。

②生姜洗净，拍烂；肉桂浸透，洗净；薏米淘
洗干净。

③将以上用料放入炖盅内，加适量清水，隔水
炖2小时，调入盐即可。

桑寄生连翘鸡脚汤

功效：本品适合腰膝酸痛、关节红肿热痛等风湿病患者食用。

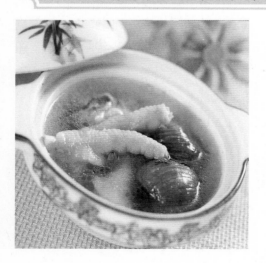

原料：桑寄生30克，连翘15克，鸡脚400
克，红枣2颗

调料：盐5克

做法：

①桑寄生、连翘、红枣均洗净。

②鸡脚洗净，去爪甲，斩件，氽烫。

③将1600毫升清水注入瓦煲内，煮沸后加入
以上用料，大火煲开，改用小火煲2小时，加
盐调味即可。

桑寄生竹茹汤

功效： 本品舒筋活络、强腰膝、止痹痛。

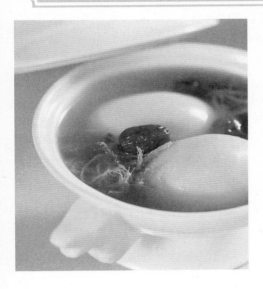

原料： 桑寄生40克，竹茹10克，红枣8颗，鸡蛋2个

调料： 冰糖适量

做法：

①桑寄生、竹茹洗净；红枣洗净去核，备用。

②将鸡蛋用水煮熟，去壳，备用。

③桑寄生、竹茹、红枣加水，以文火煲约90分钟，加入鸡蛋，再加入冰糖煮沸即可。

晶莹醉鸡

功效： 本品行气活血、化瘀止痛、温经通脉。

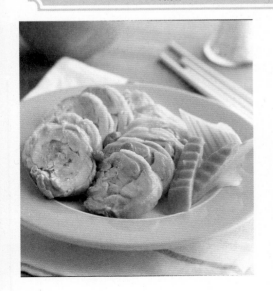

原料： 川芎、当归、高丽参、红枣各5克，枸杞10克，鸡腿100克，西洋芹片、胡萝卜片各10克，姜片、白话梅各适量

调料： 黄酒、米酒各适量

做法：

①将全部药材放入锅中，煎煮，滤取药汁；鸡腿去骨，洗净，用棉线捆紧。

②姜片、白话梅入锅，加水煮沸，放入鸡腿，焖煮5分钟取出；药汁、米酒、黄酒倒入锅中，加入鸡腿拌匀。

③芹片、胡萝卜片放入开水中氽烫至熟，捞出，沥干水分，装盘；鸡腿切片，装盘即可。

12. 药膳防风湿效果好

『   孙思邈在《千金要方·食治》中提出："安身之本，必资于
食。"这句话的意思是，人的健康与生命的根本，是因食物的提供而
来。吃对药膳，对防治风湿类疾病同样能起到很好的效果，并能有效
减少复发。』

中医养生向来认同"药食同源"，认为饮食就是健康的基石，并在长期的防病治病实践中总结出宝贵经验，将中药与某些具有药用价值的食物相配合，既能预防和治疗疾病，又能令身体获得充足的营养，逐渐成为预防和治疗疾病的重要手段之一。

❖ 特效药膳

当风湿病发作时，由于身体上的痛楚，许多患者都出现了食不下咽的情况，这时给患者安排一些富有营养又美味可口的药膳，既能补充体力，又能辅助治疗风湿病，是一种两全其美的方法。

❖ 蛇肉祛风湿

蛇肉就对风湿病有很好的辅助治疗功效，它肉质鲜美可口，含有人体必备的多种氨基酸，包括能增强脑细胞活力的谷氨酸，还含有能够解除人体疲劳的天门冬氨酸。蛇肉制成的药膳，具有祛风湿、透筋骨、调节人体新陈代谢的功效。

广东省天气潮湿，很多广东人都有吃蛇肉的习惯。这是因为很久以前，人们就发现吃蛇肉可以防治风湿类疾病，于是渐渐形成了习惯。直到现在，蛇肉仍然是广东人非常喜爱的一种肉类。还有人将蛇胆、蛇粉或整条蛇放入酒中，做成药酒，对防治风湿类疾病同样能起到很好的效果，并能有效减少复发。制作药膳时，还应该注意食用禁忌和搭配，如蛇肉不能与绿豆同食，以免引起中毒。制作蛇肉还要祛毒，并食用人工养殖品种。

虽然药膳具有保健养生、治病防病等多方面的作用，但要注意，药膳不能完全取代药物的作用，必要时还是要听从医生的指导。

❈ 特效祛风药膳

薏米桑枝水蛇汤

功效： 本品适用于风湿热痹引起的周身酸楚疼痛、四肢麻木及关节疼痛肿胀等症。

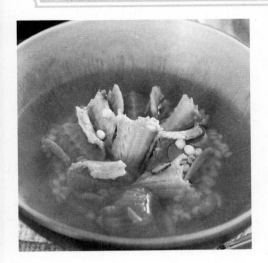

原料： 桑枝、薏米各30克，水蛇500克，红枣3颗，干姜10克

调料： 盐5克

做法：

①桑枝、薏米、红枣、干姜洗净。

②水蛇去头、皮、内脏，洗净，余水，切小段。

③将2000毫升清水注入瓦煲内，煮沸后加入全部原料，大火煲开后，改用小火煲3小时，加盐调味即可。

牛膝乌鸡汤

功效： 本品可滋阴补肾、行气活血、祛风利湿。

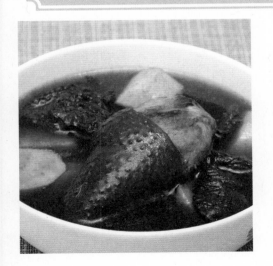

原料： 熟地、淮山各15克，山茱萸、丹皮、茯苓、泽泻各10克，牛膝8克，乌鸡腿1只

调料： 盐适量

做法：

①将乌鸡腿洗净，剁块，放入沸水中余烫，去掉血水。

②将乌鸡腿及所有的药材放入煮锅中，加适量水至盖过所有的材料。

③以武火煮沸，然后转文火续煮40分钟左右，调入盐即可。可只取汤汁饮用。

Part 07
祛痰湿

很多人有体重超标的情况。
中医书籍指出"肥人多痰湿"，
其中所谓的痰，
是指"湿浊"等病理性代谢产物。
这些代谢物长期停滞于组织器官，
导致其秽浊蕴结，气血停滞，
影响了正常的生理功能的运行。
随着体内湿浊产物的增多，
身体容易患上各种慢性病，
严重威胁身体健康。
懂得祛除痰湿的窍门，
才能达到预防疾病、
健康长寿的目的。

1. 痰湿的症状

> 痰湿的"痰"并非指呼吸道的分泌物，而是指人体津液的异常积留，属于病理性的产物。这些湿浊物质危害极大，不但容易造成体形肥胖、皮肤油腻、气血瘀滞，而且会损害健康，得各种慢性病。

你有没有遇到过这些情况呢？早上起来总觉得无精打采，容易犯困，尤其一想到又要面对令人烦恼的课业或工作，就觉得无力，提不起劲，做什么事都慢吞吞的；就算每天洗澡洗头发，头发与皮肤还是爱出油；明明没有吃多少东西，但体形却偏肥，特别是小腹，又软又松；平时还特别容易出汗，稍微活动一下，就气喘吁吁的，全身是汗，就更不愿意活动了。

看起来是不是非常眼熟？

❀ 痰湿惹的祸

前些日子，我的诊所来了个女性患者，她告诉我，她的皮肤很爱出油，特别是到了夏天，早上上班时才化好妆，不到3个小时，一照镜子满脸油光，不得不反复补妆，每天觉得好麻烦。而且她还经常觉得很累，时不时觉得胸闷，每天怎么睡都睡不够，总觉得全身上下黏糊糊的，特别不清

爽。去医院检查过身体，一点毛病都没有，健康得很。

如果没有毛病，为什么会有这么多不适呢？

其实这都是痰湿闹的。这里的"痰"并非指呼吸道的分泌物，而是指人体津液的异常积留，属于病理性的产物。经常吃甘甜肥腻或偏咸的食物、不爱运动、暴饮暴食等行为都会形成痰湿。

❀ 湿浊运行

在正常情况下，我们吃下各种食物与饮水，都会经过胃的吸收与消化，然后分离成精微物质转交给脾。脾负责将精微物质上输给肺，胃负责把剩下的秽浊残渣继续向下排。偏爱甘肥过咸食物、不爱运动和暴饮暴食都会令脾胃虚弱，损伤脾胃功能。脾胃如果运行失常，胃就无法很好地执行分离精微物质的任务，使正常的

精微物质混杂着应该向下排的秽浊残渣，这样一来，湿浊就会随着气血的运行，沉积到其他部位。

痰湿的表现

这些湿浊物质危害极大，它会随着气到处流窜，如果停留在头发与面部，就会出现污垢、油腻；如果停留在肝脏，就会形成脂肪肝；如果停留在腰腹部，就会形成"啤酒肚"；如果停留在四肢，四肢就会变得浮肿肥胖……所以痰湿的人往往体形肥胖，爱出油，而且还觉得身体特别沉重，不爱动。这是因为他们体内的气机混杂着湿浊，变得懒散，四肢动力不足，加之血液循环也差，人自然就会变得没精神，做什么都提不起劲，还特别容易困倦。

化解痰湿

那么，要如何来化解体内的痰湿呢？首先，应该戒掉不良的生活习惯，少吃肥腻偏咸的食物，饮食要有节制，吃饭只吃七分饱。为了控制食量，我们可以选用小碗盛饭，这样更有利于对饭量的控制；如果偶尔吃得过饱，可以在进餐半小时后，适量地进行体育运动，比如散步、打太极拳等，以促进食物的消化。其次，平时应注重保养脾胃，避免损伤脾胃之气，令脾胃虚弱。只要脾胃升清降浊功能正常，体内的痰湿自然而然就化解了。

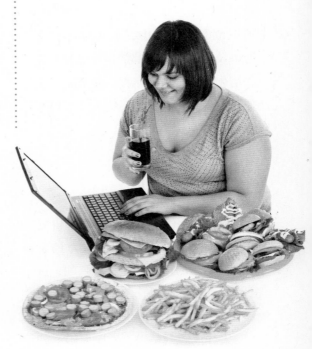

2. 有痰湿易得心血管病

『　　痰湿体质的人，患有高血压、高血脂、动脉粥样硬化、冠心病的
比例很高。因为他们体内的血液黏稠度大，流速也会相对减慢。　　』

中医认为，痰的产生主要与肺、脾两脏有关。肺主呼吸，调节元气的出入和升降。若肺失肃降，就会出现咳喘、卧不平等症状。这时，如果肺脏受到风邪或寒邪的侵犯，肺内的津液就会凝聚成痰。

脾主运化，即从食物中摄取吸收营养并运送至全身各处。如果长期生活在潮湿的环境中，或思虑过度、劳倦及饮食不节，都能伤脾而使其失去运化功能，造成水湿内停凝结成湿邪。两者结合，很容易使人变成痰湿体质。

❖ 痰湿体质

痰湿体质者大多食量大，胃口好，爱吃油腻、甜咸口味较重的食物。而脾胃的运化功能是有限的，过度摄入的营养无法全部利用和排泄，就会堆积在体内。

人体内脾气结滞、脘腹胀闷，就会影响脾运化升清的功能。脾胃功能

的下降也会影响气血的化生，气血化生不足，就会使人面色发黄、发暗，人的精神状态也很差，常感觉疲劳、困倦，影响工作和生活质量。

❖ 痰湿与"三高"

痰湿体质的人，患有高血压、高血脂、动脉粥样硬化、冠心病的比例很高。因为他们体内的血液黏稠度大，流速也会相对减慢，对大脑和各个组织器官的濡养能力随之降低，易出现嗜睡、胸闷等症状。痰湿者比其他体质的人更易发生糖耐量异常，如果不能及时发现并调理，就会发展为糖尿病。

为了预防各种心血管类疾病，痰湿体质者平时一定要积极将痰湿排出体外，少喝酒，少吃肉，多吃蔬菜，以及多吃一些具有清痰祛湿效果的食物，如薏米、白扁豆等，让自己体内减少水湿。

3. 油腻荤腥易生痰

> 痰湿体质的人大多爱吃煎炸、辛辣、甘甜的食物，这些食物吃多了，造成体内湿热，使人体内气机不畅，继而产生痰湿。

因为生活与工作的快节奏，都市白领们完全没有时间留给厨房，越来越多地依赖快餐来解决吃饭的问题。在办公地点就近吃快餐，可以节省许多时间，但也为健康埋下了隐患。

❖ 快餐易生痰

很多快餐店制作食物时，为了刺激食客食欲，加入大量的人工添加剂、调味料，多用煎、炸、炒的方式来烹调。做出来的菜口味较重，比较油腻，很容易损害脾胃健康，引起痰湿。

痰湿体质的人大多爱吃煎炸、辛辣、甘甜的食物，这些食物吃多了，就会加大脾胃的负担，压得脾胃运转不力，从而引发脾胃运化功能障碍。脾本身是运化水湿的，如果脾的运化受阻，体内的多余水分就不能全部运出去，造成体内湿热，使人体内气机不畅，继而产生痰湿。

❖ 饮酒生痰

很多人还爱喝酒。适当地喝一些酒对身体很有好处，一来可以滋补身体，暖胃祛寒，二来可以加速气血流通，疏通经脉。但痰湿的人不宜喝白酒，因为白酒性温，气热而质湿，最易生痰积湿。痰湿的人喝了白酒，就像火上浇油，加重体内的痰湿郁积，还会进一步影响消化功能，产生食欲不振、腹胀、腹痛等症状。

为了维护身体健康，祛除痰湿，痰湿者平时应该少喝酒或戒酒，还应减少高脂肪膳食，以清淡饮食为宜，增加植物性食物，注意摄入水果和蔬菜。蔬菜富含维生素，无明显的寒热之偏，又易消化吸收，不易酿湿生痰，非常适合痰湿的人食用。

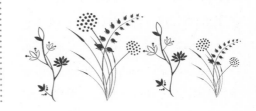

4. 预防痰湿结节

> 　　有些人面部皮肤油脂较多，腹部肥满松软，皮肤上还出现了圆形或椭圆形的小突起，有一定的硬度或浸润感，这种小突起又被称为痰湿结节。

　　痰湿并非狭义的呼吸道分泌物，而是指体内的气血津液运化失调，或外界水湿侵袭入体，在体内异常积聚、停留的状态。痰湿再进一步发展，聚集在皮肤表面，就会形成结节。

❀ 痰湿结节的危害

　　一般情形下，良性结节对人体无害，不会造成癌变。但是结节组织很容易发展成甲状腺瘤，如果不改善痰湿体质，还会继续增生结节，万一破溃就会变成溃疡，即使愈合也会留下瘢痕，严重影响美观。

　　有句话说，你的过去决定你的将来。养生也是这样，你过去所做的一切，影响着你将来的身体健康。只有把养生真正重视起来，在形成痰湿体质之前注重保养身体，才能很好地预防痰湿入侵，避免形成痰湿结节。如果有了痰湿结节，就要做好

祛除痰湿、软坚散结的工作，让身体恢复健康。

❀ 饮食习惯

　　脾是生痰之处，想要调养好痰湿体质，就要先健脾。饮食上要做到口味清淡、少油少盐、荤素搭配、细嚼慢咽，不可暴饮暴食。对于痰湿体质的人来讲，健康而规律的三餐是改善体质的重要途径，一定要吃早餐、戒夜宵。

❀ 生姜祛痰湿

　　痰湿体质的人，平时宜多吃粗粮，少吃细粮，可多吃有健脾利湿、化痰祛痰功能的食物，如荸荠、紫菜、海蜇、枇杷、白果、大枣、扁豆、红小豆、蚕豆、薏仁、淮山、鲫鱼等，也可多吃有提升阳气、促进气血循环功效的食物，如茼蒿、洋葱、

白萝卜、薤白、香菜、生姜等。

痰湿体质的人特别适合吃些生姜，因其暖胃祛湿的作用非常好，还可提升阳气、促进发汗。但生姜不能乱用，要挑时间吃，民间常听闻的俗语"冬吃萝卜夏吃姜，不劳医生开药方""上床萝卜下床姜，夜晚生姜赛砒霜"，都是前人对生姜保健作用的总结。

❀ 饮食宜忌

日常饮食中，痰湿体质的人应尽量不吃肥甘厚味及酸性的、寒凉的、腻滞的和生涩的食物，这些食物都会损伤脾胃，加重体内痰湿生成。痰湿体质者应尽量少饮白酒，但可适量饮用红酒。每天喝少许红酒，有利于活气活血、改善身体的代谢功能，还可调节血糖、血脂。但过量饮酒对肝、脾、肾等脏腑都会造成巨大的损伤。

痰湿体质者夏秋季节不可大量吃水果，会加重体内痰湿淤积；不可盲目进补，因营养物质摄入过量，脾胃不能正常运化而使多余营养堆积在体内，只会加重各种痰湿引起的症状。

❀ 运动化痰

痰湿体质的人，多形体肥胖、身重易倦，所以应该长期坚持适量的体育锻炼，以促进身体代谢水湿，改善体质。因体形肥胖者进行剧烈运动会对膝关节、踝关节造成损伤，所以适合进行散步、快步走、游泳、太极拳、八段锦、五禽戏等运动以及各种舞蹈。活动量应根据自身承受能力逐渐增加，让疏松的皮肉逐渐转变成结实、致密的肌肉，也有助于软化、消散体内结节。

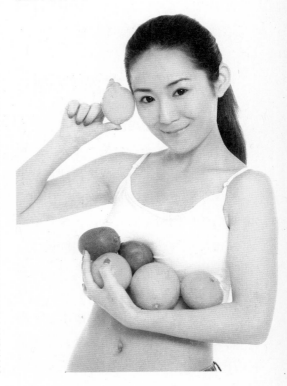

5. 祛痰湿，养肺脾肾

> 痰湿的生成与肺、脾、肾三脏有密不可分的关系。脾、肺、肾运转无力，体内痰湿就会越积越多，更加阻碍运转，形成各种与痰湿相关的慢性病。

中医认为，脾主要负责运化水谷精微，什么叫"水谷"呢？就是水与食物。人体内的水液占到体重的60%~70%，我们的身体离不开水，水是营养物质溶解与运输的载体，能够起到润滑组织、调节体温的作用。因此，保持水液代谢功能在人体内正常运行，具有非常重要的意义。

❀ 脏腑与水液代谢

水液的代谢与肺、脾、肾三脏有密不可分的关系。胃接纳水谷并进行初步消化，将水谷变成糜，使其处于更易于转运吸收的状态。然后由脾摄取食物中的精微营养物质，将其中的水液上输到心肺位置，再由肺进行宣发、肃降，将水液输布到全身，滋养我们的皮肤毛发和五官七窍。

至于被身体利用后的废水，一则经皮肤汗孔蒸发而排出体外，二则下行到肾，通过肾的气化，使清者升腾，通过三焦回流体内，浊者则变成尿液输入膀胱，从尿道排出体外。

水液的运化主要是由脾、肺、肾等脏腑共同完成的，但与肝也有密切关系。因为肝是人体的"大将军"，主疏泄，负责调节全身，无论是身体哪个部位有需求，它都会发挥调节与疏泄功能，或升或降，或出或入，帮助完成水液运化工作。

❀ 清理痰湿

五脏就像一个极为精密庞大的循环系统，为了维持生命，五脏一刻不停地运转着，哪一个器官出了问题，都会出现水液输布和排泄障碍，从而导致水液在体内停滞。同时，原本应该排出体外的浑浊废水和正常水液也会混杂在一起，形成痰湿。

可以说，痰湿相当于人体内的垃圾，只要进食水与食物，就会不断产生垃圾。而我们的肺、脾、肾就像是一台垃圾自动清理机，不停地把这些垃圾排出体外。如果我们吃下太多肥腻之物，体内垃圾过多，脾、肺、肾就会运转不过来。越是运转无力，体内痰湿就会越积越多，更加阻碍运转，形成恶性循环。

❀ 养三脏化痰湿

只要我们还在吃东西，就不能保证体内没有垃圾，但是我们可以让体内的垃圾少一些，让垃圾排除得更彻底。要怎么才能让体内垃圾减少呢？

首先，应该保养好我们的脾、肺、肾。如果脾的运化功能正常，就能更好地运化水谷精微，并将水液上输给肺；如果肺的肃降宣发功能正常，就能更好地调节我们体内的水液代谢功能；如果肾的化气行水功能正常，就能更好地分解水液的清浊，帮助化痰祛湿。

其次，日常饮食中应尽量不吃肥甘厚味及酸性的、寒凉的、腻滞的和生涩的食物，这些食物都会损伤脾胃，加重体内痰湿生成。平时适量摄入膳食纤维，可以减少痰湿体质者对过量脂肪和蛋白质的吸收，调节肠道菌群。这样才能减轻五脏的运行负担，从而更高效地将垃圾排出体外。

再次，痰湿体质者还应该多运动，可根据自己的身体条件和承受能力，选择适合自己的运动。运动能促进气血循环，加快体内水液的代谢，达到改善痰湿体质的目的。

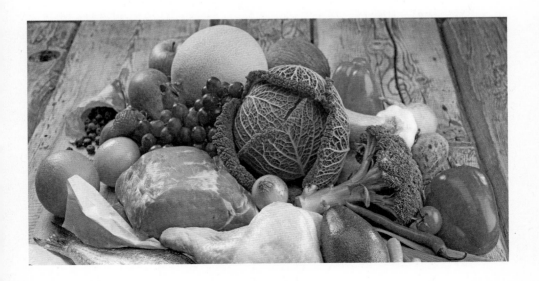

6. 脾经刮痧除痰湿

> 痰湿多数是由于脾胃功能失调，脾胃运化无力而引起的。想要祛除痰湿，就要多养脾，刮脾经则是养脾的方法之一。

痰湿多数是由于脾胃功能失调、运化无力而引起的。如果嗜好肥甘之物，脾的运化功能又不强，就会有湿热内生，水湿之邪停滞于体内，就会严重阻碍脾胃的正常升清降浊功能，导致产生痰湿。

❀ 脾经刮痧

要想祛除痰湿，就要多下点功夫养脾。而刮脾经则是养脾的重要方法之一。

脾经全称足太阴脾经，为十二经脉六阴经之一。本经上循行的穴位有21个，左右各一支，共42个穴位，大家熟悉的穴位如三阴交、阴陵泉等均是该经络上的穴位。脾经是阴经，所以跟脏腑联系最为密切。脾属土，为万物之母，主导营气、卫气，主味，主肌肉，主四肢。如果脾经不通畅，会引发全身乏力或肌肉疼痛、胃痛、腹胀、大便稀、心胸烦闷、心窝下急痛等各种症状。

通过对脾经刮痧，可以保养脾脏，促使其升清降浊功能正常，还能促进人体内气血循环，迅速排除体内多余水湿。

❀ 刮痧注意要点

脾经非常长，始于大趾内侧端，沿下肢内侧向上入腹，后从胃部分出支脉，通过膈肌，流注心中，接手少阴心经，途经隐白、太白、公孙、三阴交、阴陵泉、血海、周荣、大包等21个穴位。我们可以选择刮重点穴位，使体内废物、毒素加速排出，促进消化系统平衡，使脏腑功能得以增强，从而抵御外邪，保持机体健康。

刮脾经没有具体的时间规定，也没有饭前刮或者饭后刮的区别，只要有空，你都可以刮一刮脾经。每天上午9：00~11：00这段时间是脾经当令，脾经里的气异常活跃。在这个时间段刮脾经，会收到更好的功效。女性不宜在经期内进行刮痧。

❀ 足太阴脾经穴位示意图

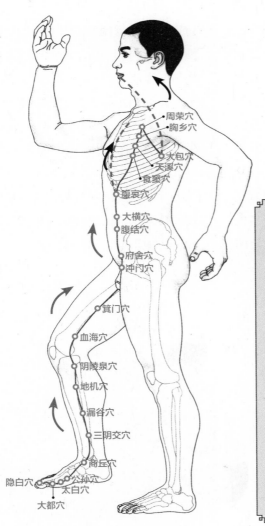

周荣穴
胸乡穴
大包穴
天溪穴
食窦穴
腹哀穴
大横穴
腹结穴
府舍穴
冲门穴
箕门穴
血海穴
阴陵泉穴
地机穴
漏谷穴
三阴交穴
商丘穴
公孙穴
太白穴
隐白穴
大都穴

刮脾经的方法

①用方形刮痧板的一角，板身与皮肤倾斜45°，由上至下刮拭，从脚部隐白穴开始往商丘穴刮，每个动作重复5~8次，直至出痧。

②从商丘穴刮至阴陵泉穴，阴陵泉穴刮至箕门穴，箕门穴刮至府舍穴，府舍穴刮至食窦穴，再往上至周荣穴，每段刮5~8次，直至出痧。

③用指压法从隐白穴开始往上刮，每个穴位刮5~8次，直至出痧。

④找不准穴位没关系，确定脾经的位置，从隐白穴开始，用大拇指循经压按。

7. 按摩丰隆穴治疗高血脂

> 中医认为，痰湿是引发高脂血症的主要原因之一。空闲时按一按丰隆穴对预防和治疗高血脂有很好的效果。

高血脂是中老年人的一道"坎"，患上高血脂的人很容易感觉头晕胸闷，还特别容易健忘、神疲乏力、心悸等，还常常伴随着体重超重与肥胖。如果长期血脂高，脂质在血管内皮沉积，会引起动脉粥样硬化，并诱发冠心病和周围动脉疾病。

中医认为，痰湿是引发高脂血症的主要原因之一。由于高血脂患者多数为痰湿体质，嗜食膏粱厚味，使脾胃运化失常，体内痰积血瘀，化为脂浊滞留体内，从而造成血脂、血糖、血黏度等异常。

那么，如何才能防治高血脂呢？空闲时按一按丰隆穴会有很好的效果。丰隆穴是胃经上的一个重要穴位，又有"化痰穴"之称，经常揉一揉丰隆穴，能沉降胃浊，祛湿化痰，使湿痰自化，还能消除胃胀与肢体水肿，是保健养生的常用穴位。

❀ 丰隆穴

按摩方法

用手指指腹按压丰隆穴，以有酸痛感为宜，每天早晚各按压1次，每次按压2~3分钟。

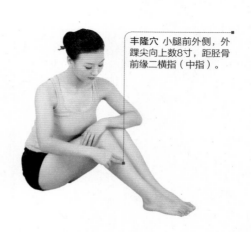

丰隆穴 小腿前外侧，外踝尖向上数8寸，距胫骨前缘二横指（中指）。

8. 按阴陵泉穴排湿气更快

祛除体内多余的水湿，使体内气血运行流畅，经常按一按阴陵泉穴，能够起到很好的效果。

不管什么时候，人都需要旺盛的精力和健康的体魄，才能更好地工作与学习。精力旺盛、身体健康的人，精神十足，体力充沛，行动力强，做事情高效而有条理，更容易比他人获得更大的成就。有痰湿的人因体内气机缓慢郁滞，造成肢体动力不足，行动缓慢、困倦懒动。要怎样才能提高精力、增强体魄呢？首先要祛除体内多余的水湿，使体内气血运行流畅。

经常按摩阴陵泉穴，能够起到很好的祛湿效果。

阴陵泉穴是脾经上的合穴，具有清利湿热、益肾调经、通经活络的功效。每天空闲时多按摩阴陵泉穴，能起到很好的除湿效果。如果你体内的湿气较重，按阴陵泉穴时会感觉到轻微的疼痛，但是坚持按揉一段时间后，你会发现疼痛在逐渐减轻，这说明湿气正在一点点地被排出体外。

❀ 阴陵泉穴

按摩方法

用手指指腹按压阴陵泉穴，以有酸痛感为宜，每天早晚各按压1次，每次按压2~3分钟。

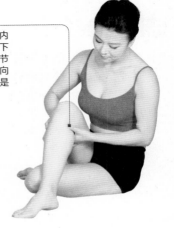

阴陵泉穴 在小腿内侧，胫骨内侧髁后下方凹陷处（从踝关节后方，沿骨的边缘向上推行至尽头处即是穴位）。

9. 消除脂肪瘤可刮支正穴

『 痰湿体质的人比常人更容易长脂肪瘤，也就是痰湿结节。常刮支
正穴，能祛痰化湿，由痰湿所结而成的脂肪瘤自然也会消失。 』

痰湿体质的人比常人更容易长脂肪瘤，他们总会突然发现自己的身体上多出了一个或数个脂肪瘤，瘤体大小不等、形状不同，按一按，不痛也不痒。医生会说这是常见的软组织良性肿瘤，只有极少数会恶变，不必过于紧张。但是，身上长了脂肪瘤，会严重影响美观。

为什么脂肪瘤经常会找上痰湿的人呢？因为痰湿的人气机凝滞，易闭阻经络，一些重浊的东西就会在人体的很多部位沉积下来，形成脂肪瘤。中医里又将脂肪瘤称为"痰结"，认为这是痰湿所结的产物。

要如何才能消除脂肪瘤呢？可以常刮支正穴。此穴属于手太阳经络穴，经常刮痧可以开窍醒神、舒筋活络，并能增强肠胃功能，祛痰化湿。当人体内的痰湿及时被化解，由痰湿所结而成的脂肪瘤自然也会消失。

✿ 支正穴

刮痧方法

坐着，先用热毛巾擦洗将要刮痧部位的皮肤，然后均匀地涂上刮痧油，手持刮痧板在皮肤上直接进行刮拭，以刮出痧痕或血点为止。

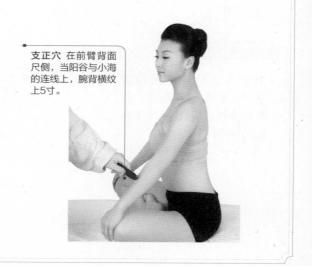

支正穴 在前臂背面尺侧，当阳谷与小海的连线上，腕背横纹上5寸。

10. 常饮茶清热祛痰

> 《神农本草经》中记载："茶能令人少眠，有力，悦志。"常饮茶能增进血液循环，促进新陈代谢，有效预防痰湿。

中医认为，茶能消食去腻、降火明目、宁心除烦、清暑解毒、生津止渴。经常饮用对养生大有好处。

❀ 饮茶渗利水湿

痰湿体质的人很容易患上高脂血症，而饮茶能防止血液和肝脏中的烯醇和中性脂肪积累，增强血管壁的弹性，预防动脉硬化和脑出血。同时，喝茶还能清热降火，止渴生津。李时珍《本草纲目》中记载："茶苦味寒……茶叶最能降火，火致百病，火

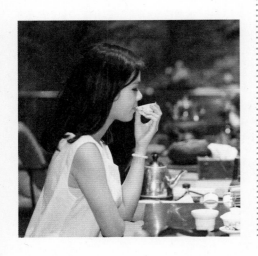

降则上清矣。"说明喝茶的确有降火清心之效。

每天喝一杯茶，可以渗利水湿、通利小便，如果在茶里加入一些祛除痰湿的药材，做成药茶，对改善痰湿体质更有益处。

❀ 饮茶的讲究

需要注意的是，喝茶也是有讲究的。茶性苦寒，适当饮用能够降火健身，但是如果饮茶不当，不但于身体无益，反而会伤身。尤其是饭前饭后不宜马上喝茶，否则会冲淡胃液，影响消化。

饮茶时以清淡为宜，不要过浓。因为太浓的茶中咖啡因含量较高，容易促进中枢神经系统兴奋，导致胃蠕动加快，胃壁细胞分泌亢进，使胃酸分泌增加，对胃黏膜刺激增强，久之，则会导致胃溃疡。如果患有胃溃疡之类的疾病，应节制喝茶，更不要常饮浓茶。

❀ 清热祛痰茶方

荷叶薏米茶

功效： 本品健脾利湿、清心醒目，能改善痰湿体质。

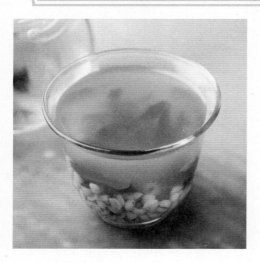

原料：水发薏米80克，荷叶碎5克

调料：蜂蜜少许

做法：

①砂锅中注清水烧开，倒入薏米、荷叶碎，烧开后用小火煮约30分钟，至食材熟透。

②揭盖，加入适量蜂蜜，快速搅拌匀，转中火略煮，至蜂蜜完全溶化。

③关火后盛出煮好的药茶，装入茶杯中即成。

薏米山楂茶

功效： 本品开胃消食、健脾化湿，对防治痰湿有较好的食疗作用。

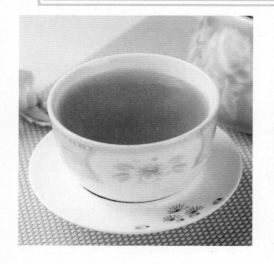

原料：水发薏米40克，干山楂20克，陈皮8克，荷叶4克

调料：蜂蜜12克

做法：

①砂锅中注水烧开，放入洗净的山楂、陈皮、荷叶、薏米，搅拌匀，煮沸后用小火煮至薏米熟透，搅拌片刻。

②关火后盛出，滤取茶汁，装入杯中，加入蜂蜜拌匀，趁热饮用即可。

茯苓白芨饮

功效：本品能利水渗湿、益脾和胃、安神止咳，适合风寒咳嗽患者饮用。

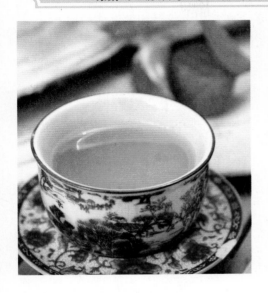

原料：茯苓、白芨各5克

做法：

①砂锅中注入适量清水，用大火烧开，倒入洗净的茯苓、白芨，煮沸后用小火煮约15分钟，至其析出有效成分。

②续煮一会儿，盛出煮好的药茶。

③滤取茶汁，装入茶杯中即成。

胖大海薄荷玉竹饮

功效：本品具有清热润肺、利咽解毒的功效，适用于干咳、喉痛等症。

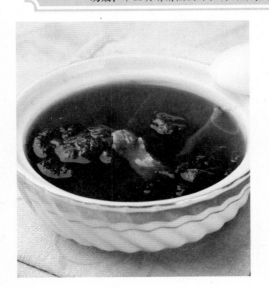

原料：胖大海15克，玉竹12克，薄荷8克

调料：冰糖30克

做法：

①砂锅中注入适量清水烧开，倒入洗净的胖大海、玉竹、薄荷，搅拌均匀，烧开后用小火煮15分钟，至药材析出有效成分。

②放入冰糖，搅匀，煮至冰糖溶化。

③关火后将煮好的药汤盛出，装入碗中即可。

11. 清淡饮食改善痰湿体质

> 痰湿的形成与饮食有很大关系，痰湿的人应该改变以往的饮食习惯，以清淡饮食为宜。

痰湿患者多数爱喝酒，爱吃重盐、重油、重糖食物。这些饮食容易壅滞脾气，使脾气日久郁而化热，进而形成痰湿。

因此，痰湿的人应该改变以往的饮食习惯，以清淡饮食为宜。

不过饮食清淡不等于素食，完全素食会导致动物性蛋白质和脂肪欠缺，可能影响身体健康。所谓清淡饮食，是指低盐、低脂、低糖、低胆固醇和低刺激等"五低"饮食。

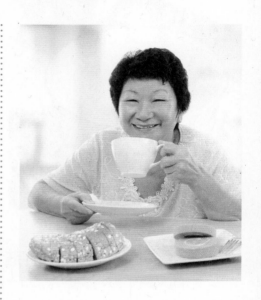

❈ "五低"饮食

低盐即少食盐。咸能走血，助长火邪，消散肾水真阴。虽然食盐是人体不可或缺的重要物质，但如果吃得多了，就会出现肾阳不足、阴阳失调的情况。脾是依靠肾阳的温养作用才能主运化的，如果肾阳不足，就会使脾阳虚弱、运化失常。低脂即少食油脂。科学研究发现，过量的脂肪是导致肥胖、高血脂、冠心病和某些癌症

的元凶。低糖即少食游离糖，因为它不含基本营养素，食糖过量也会影响人体健康。低胆固醇即少食含胆固醇高的动物食品，因为胆固醇过高会引发动脉硬化等心脑血管病。低刺激即少食辛辣食品，进食过多辛辣食物易引起胃黏膜出血、糜烂，对肠胃造成严重损害。

在遵守"五低"饮食原则的同时，还要多吃蔬菜水果，这样才能有效改善痰湿体质，维护身体健康。

痰湿体质调理食谱

白术陈皮粥

功效：本品健脾祛湿、补中益气，能改善痰湿体质。

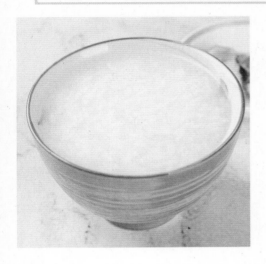

原料：水发大米150克，白术、陈皮各适量

做法：

①砂锅注入适量清水烧开，倒入白术、陈皮、大米，拌匀。

②烧开后用小火煮30分钟至熟。

③揭盖，捞出白术、陈皮，关火后盛出煮好的粥即可。

芡实莲子薏米汤

功效：本品养心益肾、清热化痰、利水祛湿。

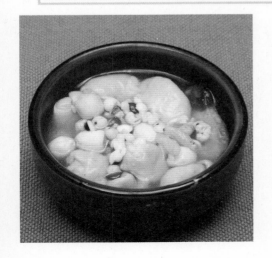

原料：芡实、薏米各100克，茯苓30克，山药50克，猪小肠500克，干品莲子100克

调料：盐2小匙，米酒30毫升

做法：

①将猪小肠洗净，放入沸水中汆烫，捞出，剪成小段。

②将其他材料洗净，与备好的小肠一起放入锅中，加水至盖过所有材料。

③用大火煮沸，再用小火炖煮约30分钟，快熟时加入盐调味，淋上米酒即可。

Part 08
祛湿毒

湿性黏浊，
一旦入侵身体，
就很难除去，
还会蕴结于体内形成湿毒。
影响组织器官功能，
进而引起多种相关疾病。
只有及时排除体内的有害物质，
祛除湿毒，
保持体内的清洁，
才能有效预防疾病，
保证身体健康，
保证青春靓丽的容颜。

1. 湿毒的症状

『 　　我们已经充分认识到湿热的危害，你们可曾知道，湿热还有更厉害的一面。湿热在体内长久停滞，会产生质变，从湿热变成湿毒。』

在天气炎热时，很多人穿得少，吃得凉，吹得冷，久而久之，就会伤及体内阳气，诱发脾肾虚弱，令运化功能失调，导致湿热蓄积于体内。

❀ 湿热和湿毒

湿热的最根本性质就是黏滞和浊湿，具有滞留性，不像一般的热容易散开。

就像是把许多吃的东西放在一个密不透气的容器里，时间长了，食物就会变质，从而产生种种毒素，人如果吃下去就会中毒。湿热也是一样，在体内停滞的时间一长，也会产生质变，从湿热变成了湿毒。

湿毒比湿热更加"激进"，还会对气血产生腐蚀，使人出现长痘、口舌生疮、内分泌紊乱、大小便带血等症状。这些都是湿毒的表现。

湿毒多数是由湿热所产生的，而且比湿热更加严重，并表现出一系列

"毒"的性质，如在皮肤上产生密集的丘疹或小水疱，还会出现红肿、灼热、痒痛等症状。

❀ 湿毒的危害

如果经常吸收外来的毒素，如大气污染、化学药品、食物中的防腐剂等，也会造成毒素滞留在体内，与体内的湿邪"勾结"在一起，干预我们正常的生理活动，形成湿毒下注，郁于肌肤，下半身皮肤就会出现青色或紫黑色的疮痈。

因此，对付湿毒要清热祛湿，食用一些能排除体内有害物质的食物，如木耳、猪血、绿豆、蜂蜜等；之后还要配合一些能行血活血、疏通气机的药膳，使体内的气血活动起来，促进人体的新陈代谢，把体内残余毒素从体内排泄出去，从而恢复机体的正常功能。

2. 湿气郁积成毒

> 体内郁积湿热邪气，会导致气血瘀滞，无法滋养身体脏腑，时间长了，就会在体内酝酿成毒，发展成湿毒。

《红楼梦》里曾有一句话，"女人是水做的"。做一个水样的女人，皮肤应该清洁干净，头发柔顺光洁，眼睛明亮清澈，身体没有异味……

湿气郁积

美丽的外在需要健康的内在来支持，只有身体内的五脏六腑得到充分的滋养，血液流通顺畅，外在的容颜才会美丽似水。

如果体内郁积湿热邪气，就会导致气血瘀滞，令脏腑经络运行受阻。而一旦经络郁阻不畅，气血瘀滞不行，就无法及时滋养身体脏腑。且湿热邪气具有壅滞、聚结的性质，时间长了，就会在体内酝酿成毒，发展成湿毒。

排湿毒促健康

如果体内有湿毒，就再也无法保持外在的美丽：脸上开始长痘痘，头发变得又油又腻，眼睛浑浊不清，后背长出湿疹，就连身体也会悄悄地散发出异味……因此，要想做个水一样的女人，保持外在的美丽与健康，就要积极祛除体内的湿毒。平时应早睡早起，多做户外活动，使身体多出些汗，调动气血运行，促使体内湿气随汗液排出。

保持排便通畅是排毒的重要手段，平时可以多吃一些粗粮，特别是燕麦。燕麦属于高纤维食物，是肠的清道夫，能刺激肠壁产生蠕动，促使毒素排出，减少毒素对身体的毒害，可防止便秘、痔疮和直肠癌，对身体是大有益处的。想要成为水一样的女人，就要彻底排出体内的湿毒之气，才能从内到外都保持清透洁净。

3. 不良习惯致湿毒侵身

> 不良生活习惯会令体内湿邪郁积，毒素沉淀，形成湿毒，为身体
> 健康埋下隐患。

夏季不但炎热，而且雨量较多，空气中的湿度很大，人一旦生活在潮湿的环境中，很容易受湿气侵蚀。湿为阴邪，易伤人体阳气，从而影响人体的生长发育和生命活动。

除此之外，一些生活中的不良习惯也会令体内湿邪郁积，还会在体内积攒下大量毒素与废物，形成湿毒，为身体健康埋下隐患。那么，有哪些不良生活习惯会导致湿毒缠身呢？

❀ 经常食用生冷食物

夏季气温高，很多人为了解暑，经常吃一些生冷食物。但这样很容易损伤脾胃，造成脾阳虚。中医认为"五脏六腑皆禀气于胃"，如果脾胃健康，则体内水液代谢、运化功能正常，多余湿气可以及时被排出体外。脾胃一旦生病了，就不能正常运化津液，多余水湿与毒素不能顺利排出体内，易造成湿毒内蕴。

❀ 喝酒吸烟

少量饮酒对健康是有好处的，因为少量饮酒可以起到活血化瘀、通经、升发阳气的作用，酒精也可以被肝脏分解和排泄。但是，如果大量饮酒（每天饮用量大于80毫升），就超过了肝脏的解毒能力，很容易造成酒精中毒，甚至引发酒精性肝病。

俗话说，烟酒不分家。除了酒之外，很多人还喜欢吸烟，酒喝多了，就来一根烟，享受吞云吐雾的乐趣。但香烟的烟雾中含有尼古丁、氢氰酸等多种有害成分，长期吸入会损害气管和肺泡的上皮细胞，影响肺部健康。经常喝酒抽烟，还会造成肝脏、肺脏积存大量毒素。时间一久，与体内湿邪互相呼应，就会形成湿毒。

❀ 懒得动弹

到了夏季，很多人受暑热影响，变得不爱外出，也懒得运动，整天待

在家里。要知道，长期不活动身体，很容易导致身体淤积湿气，还会导致便秘。人体最大的排毒器官是肠，肠是人体内绝大部分毒素及代谢废弃品的大本营，并担负着人体大部分的排毒任务。便秘会使毒素长期堆积在肠内，令肠成为藏污纳垢的大本营，并使身体产生湿毒。

❀ 常吹空调

夏季天气炎热，身体的气血与经络畅通，新陈代谢加快，正适合让体内的毒素与湿邪随着汗液排出体外。但现代人长期生活在有空调的环境里，导致汗液挥发不出来，等于强行关闭了身体的大门，使湿邪与毒素淤积在体内，久而久之，就会演变成湿毒。

❀ 不注意保暖

夏季天气炎热，不少人贪图凉快，穿露背、露脐装，夜里睡觉也不盖被子，经常把腹部暴露在空气中。腹部是人体非常重要的位置，因为是丹田的所在，是人体收藏元气的地方，一旦受凉，体内元气就会不足，身体失去屏障，外来的湿气与毒素就会借此机会侵犯人体，造成湿毒内滞。

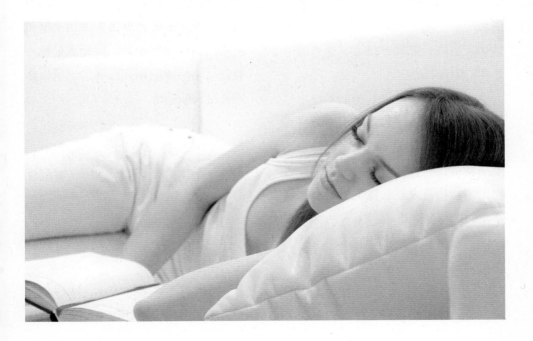

4. 祛除湿毒的食物

『　　我们每天都要饮食，食物经过消化代谢后残渣会残留在体内。"毒"从口中进，我们也可以通过食物来排毒。许多食物可以自动清洁肠道，有很好的祛湿排毒效果。 』

人只要和外界接触就有废物产生，就会有毒素。简单地说，毒素就是泛指对人体有不良影响的物质。我们每天都要饮食，食物经过消化代谢后残渣会残留在体内，如果没有及时地排出废物，久而久之它就会积累在我们体内，影响健康，比如自由基、宿便、胆固醇、尿酸、乳酸、水毒和瘀血等。当这些毒素超过身体排毒系统所能承受的范围后，我们就会出现便秘、失眠、肥胖、口臭、乏力等一系列"中毒"的症状。

"毒"从口中进，我们同样可以通过食物把体内的毒素排出去。许多食物有着祛湿排毒的效果，可以自动清洁肠道，将体内累积的废物和垃圾排出来。接下来就让我们看看有哪些常见的排毒食物吧。

❖ 黑木耳

《本草纲目》中记载，木耳性平味甘，有补气益智、润肺补脑之功效。而现代医学研究表明，木耳中包含的植物胶质有很强的吸附力，具有清肺、清洁血液的作用，经常食用能有效去除身体内的污染物质。如果每人每天食用5~10克木耳，它所产生的抗血小板聚集作用与每天服用小剂量阿司匹林的功效相当，因此人们称木耳为"食品中的阿司匹林"。所以，它备受人们青睐。

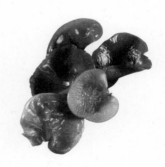

❀ 绿豆

绿豆中含蛋白质、膳食纤维、碳水化合物、B族维生素、多种矿物质及抗氧化成分。中医认为绿豆可解百毒，能帮助体内毒物的排泄，促进机体的正常代谢。夏季食用绿豆汤，有清热利湿、凉血滋润之效。

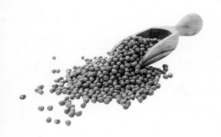

❀ 海带

海带含有一种叫褐藻胶的物质，能在肠中形成凝胶状物质，阻止人体吸收铅、镉等重金属，能预防便秘，帮助排除毒素。海带具有清热利湿、降脂抗癌的功效，与黑木耳等菌菇类同吃，可减少肠对胆固醇的吸收，促进新陈代谢，提高免疫力。

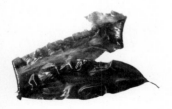

❀ 猪血

猪血中的蛋白质经胃酸分解，会产生一种具有润肠作用的物质，能促进体内废物快速排出，并有调整肠功能的效果。常食猪血能软化粪便，帮助消除便秘，并将肠内的大部分毒素带出体外。

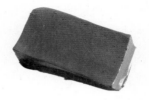

❀ 蜂蜜

每天早晚喝一杯用温开水冲调的蜂蜜水，是最平常的排毒法。蜂蜜水能促进肠蠕动，预防便秘，帮助清除体内毒素。如果因湿毒导致口腔溃疡，也可以用纯净蜂蜜直接涂抹在患处，几分钟后用白开水漱口咽下，一天两三次，效果会很好。

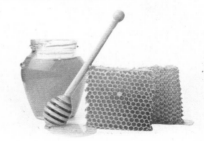

5. 绿豆薏米粥祛湿毒见效快

『　　夏日炎炎，一碗绿豆汤既解暑又美味。如果在绿豆中加上一些薏米，熬制成粥，功效会更好，就成了消暑解渴、祛除湿毒的绿豆薏米粥。』

绿豆是消暑佳品，夏季人们喜欢用绿豆煮水或熬粥解暑。中医认为，绿豆性凉味甘，入心、胃经，能清热，补益元气，消暑解毒。夏天在高温环境工作的人出汗多，水液损失很大，体内的电解质平衡遭到破坏，用绿豆煮汤来补充是最理想的方法，其还有降低血压和胆固醇、防止动脉粥样硬化等功效。而薏米营养丰富，有健脾利湿、清热排脓、补益气血的功效，其重金属含量及有毒物质残留量极低，故民间常以其作为滋补食品而广泛使用。

需要注意的是，绿豆消暑之功在皮，解毒之功在内，所以大家不要把绿豆汤里面的绿豆皮扔掉，这样就达不到清火的功效了。而绿豆里面的豆子，由于其具有利尿下气的功效，因此食物或药物中毒后喝，能起到排出体内毒素的作用。

绿豆薏米粥

功效：本品能健脾益胃、清热渗湿、抗癌排毒。

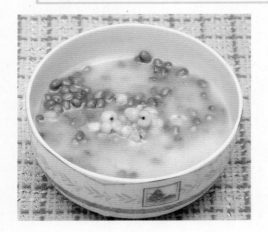

原料：绿豆、薏米各10克，低脂奶粉25克

调料：盐适量

做法：

①先将绿豆与薏米洗净、泡水，大约2小时即可泡发。

②砂锅洗净，将绿豆与薏米加入水中蒸煮，水煮开后转小火，将绿豆煮至熟透，汤汁呈黏稠状。

③滤出绿豆、薏米中的水，加入低脂奶粉搅拌均匀，再倒入绿豆、薏米中，加盐调味。

6. 艾灸天枢穴防便秘

> 便秘说起来算不上大病，但危害却不容忽视，是许多高危疾病发生的一个潜在影响因素。

只有排便通畅，生物管道畅通无阻，体内的废物和毒素得到及时的清除，才能保证新陈代谢的正常进行，毒邪无处藏匿。倘若排便不顺，粪便长期蓄积在体内，体内毒素就无法顺利排出，从而影响身体健康。

天枢穴是胃经上的要穴，同时也是大肠经的募穴，是阳明脉气所发之处。天枢穴具有健脾和胃、通调肠腑的功效。因为与脏腑是"近邻"，所以内外的病邪侵犯，天枢穴都会出现异常反应，起着脏腑疾病"信号灯"的作用。

从位置上看，天枢穴正好对应着肠部。经常艾灸天枢穴，能促进肠的良性蠕动，增强胃动力，消除肠胃的浊气，预防便秘，顺利排出体内的废物和毒素。

❀ 天枢穴

艾灸方法

①取站位，拇指点压天枢穴3分钟左右。
②将艾条的一端点燃，在距离天枢穴一定距离处悬停，不间断地进行熏灼。每天艾灸1次，每次10~20分钟。10次为一疗程，坚持二三个疗程即可。

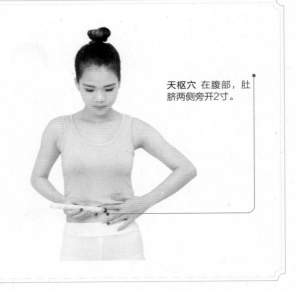

天枢穴 在腹部，肚脐两侧旁开2寸。

7. 按摩委中穴排毒祛湿

> 足太阳膀胱经是人体最大的一条排毒通道。刺激膀胱经上的要穴委中穴，可以促进全身的血液循环和新陈代谢，把体内的代谢废物和毒素及时排出来。

膀胱经脉的走向是从头至足，其中直行经脉夹行脊柱两侧，直达腰部，沿脊内深入内腔联络肾脏入属膀胱，复从腰部分出，夹脊柱穿过臀部直下膝窝之腘窝中。另一支经过肩胛夹脊柱下行过髀枢部，沿大腿外侧后缘下行，与前支会合于委中穴。

委中穴位于两条支脉的相合处，膀胱经的湿热水气在此聚集，是膀胱经的重要穴位，也是人体排毒通道上的排污口。按摩委中穴，可以使膀胱经运行畅通，促使体内湿毒排出，还具有疏调经气、行气活血、散瘀祛毒的作用。如果平时感到腰酸背痛，也可以按一按委中穴，此穴也能很好地缓解腰背疼的症状。

✿ 委中穴

按摩方法

取坐位，伸直手臂，以指尖有节奏地按压委中穴，并配合一些揉的动作，要有一定的力度，以出现酸麻感为宜，这样才有较好的效果。每天早晚各按压1次，每次按压2~3分钟。

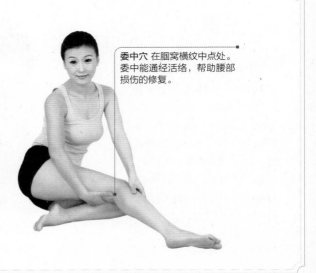

委中穴 在腘窝横纹中点处。委中能通经活络，帮助腰部损伤的修复。

8. 瑜伽体式轻松排湿毒

> 瑜伽是融运动与智慧于一体的身心修炼方法，不仅能让你健康减肥瘦身，还能全方位地帮助你疏通淋巴，排毒美肤，修身养性，打造优雅的气质。

现代社会很多人由于工作压力大、生活和饮食不规律，使得身体里的毒素大量积聚，导致排毒不畅，引发各种健康问题。瑜伽源于古印度，是融运动与智慧于一体的身心修炼方法，不仅能增强人体免疫力，消除不良情绪，让你健康减肥瘦身，还能全方位地帮助你疏通淋巴，排毒美肤，更重要的是能帮助你修身养性，陶冶情操。

练习瑜伽的好处

在闲暇之余做一做瑜伽，配合深呼吸，能增加体内氧气的摄入量，有利于净化血液，加速血液循环，从而加快体内毒素排出。通过按摩内脏，瑜伽能使肝脏的郁气得以疏泄，有效消除色斑；还能使肾脏功能加强，彻底改善面色晦暗阴沉。瑜伽中向外伸展的动作能增强你的心肺功能，使你气血两旺，面色红润；锻炼腹部的动作能加强新陈代谢功能，消除便秘，清理肠胃，让你无毒一身轻。总之，瑜伽体位法能做到全方位的排毒。

准备工作

在练习瑜伽之前，你最好准备一套柔软、舒适、透气、全棉的衣服；可以买一个瑜伽垫和瑜伽球，瑜伽垫可以防止你滑到，长期使用瑜伽球可以帮助你调整身姿，充分活动你的脊椎；尽量选择一个通风、透气、光线适合的场地练习瑜伽，清晨或傍晚前几个小时练习效果就不错。需注意的是，最好空腹时练习，练习前洗个澡；结束后，做一做全身按摩。最重要的一点是，每个动作要量力而行，听从自己身体的感受，不要勉强。

现在，你是否有点迫不及待了呢？如果你准备好了的话，就跟着下面的节奏一起来学几套简单的瑜伽动作吧！

❀ 眼镜蛇式后仰

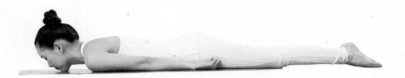

STEP 01：俯卧，下颌点地，双脚并拢。

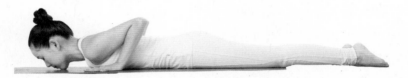

STEP 02：屈肘，双手放在胸膛两侧的地上，指尖向前。

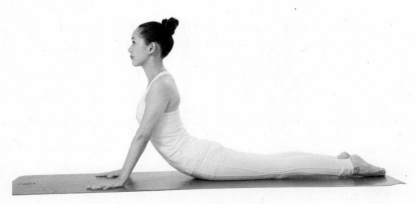

STEP 03：吸气，慢慢直起双臂，撑起上半身。

❀ 双角式

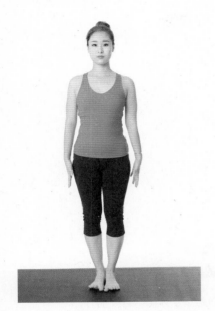

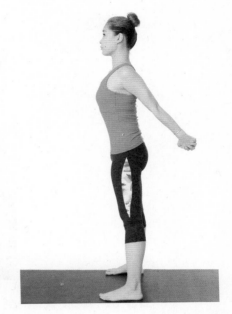

STEP 01：基本站姿，双腿伸直并拢，双臂自然垂于体侧。

STEP 02：双腿左右分开约两肩宽的距离，双手于背后交叉握拳，吸气。

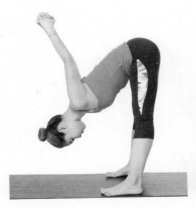

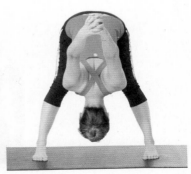

STEP 03：呼气，身体向前倾，头向下垂，面朝小腿。尽量把双臂向前伸展，保持4~6秒。

❀ 骆驼式

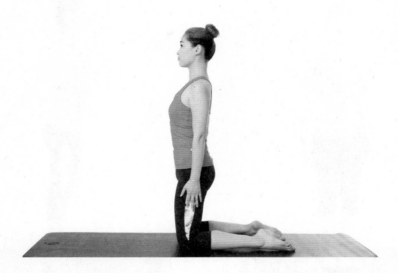

STEP 01：跪立，腰背挺直，双臂自然垂于体侧，目视前方。

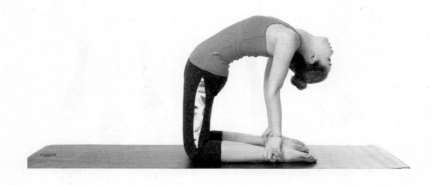

STEP 02：头向后仰，髋部前送，脊椎尽量向后弯曲，双手扶握
脚后跟。保持该姿势4~6秒。

✿ 摩天式

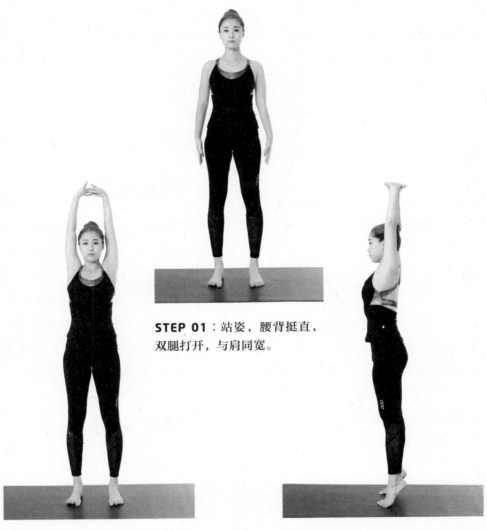

STEP 01：站姿，腰背挺直，双腿打开，与肩同宽。

STEP 02：双手十指交叉，双臂竖直上举，掌心翻转朝上。

STEP 03：踮起脚尖，身体尽量向上伸展，感受整个背部的延伸，保持数秒。脚跟落地，双臂带动上半身向前向下伸展，直至与地面平行，使整个身体成直角，保持数秒。

9. 食疗排湿毒

> 俗话说"病从口入"，不良的饮食习惯，让不易消化的食物经过消化代谢后，使残渣留在体内。如果没有及时地排出废物，久而久之废物就会积累在我们体内。

肠是人体最大的消化器官，也是人体最大的排毒器官。因此，肠的状态决定了身体健康的程度。不良的饮食结构、久坐不起的生活习惯、晨昏颠倒的工作程式，都会在不知不觉中使肠内积累大量毒素。

❀ 先排肠毒

如果肠中的细菌和有害物质不能及时排出，就会反复被血液吸收，直接影响人体健康；还会使皮肤提前衰老，出现皱纹、眼袋、色斑等问题；并且会影响胃肠的消化及排泄功能，易形成便秘、腹泻、小腹过胖、口臭等问题。

广泛存在于肥肉和油炸、烧烤食品及全脂奶类中的饱和脂肪是导致人体毒素堆积、引起身体肥胖的元凶。因为它会在人体中反应形成反式脂肪，需要耗费优质的营养素才能排出身体，进而加重人体的代谢负担，损伤脾胃。脾胃一伤，体内就易淤积湿邪，造成湿毒。

❀ 饮食排毒

为了身体健康着想，首先需远离肥腻、油炸、烧烤类食物，从源头控制；然后通过饮食的调节，排出肠胃里面原本堆积的毒素，让身体重获新生。排肠毒功效显著的食品有胡萝卜、海带、木耳、黄瓜等，可以促进人体新陈代谢，帮助排毒。

❀ 饮茶排毒

常饮清茶对排毒也大有益处。茶叶味甘苦，性微寒，茶叶中含有茶多酚，对重金属具有较强的吸附作用，有利于减轻重金属对人体产生的毒害。而且喝茶能利尿排湿，常饮有助于预防湿毒。

❀ 祛湿排毒食谱

白萝卜海带汤

功效： 此品利尿通便、解毒生津，是排毒祛湿之佳膳。

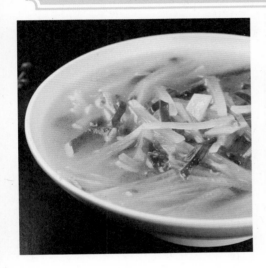

原料：白萝卜200克，海带180克，姜片、葱花各少许

调料：盐2克，鸡粉2克，食用油适量

做法：

①将洗净去皮的白萝卜切成丝；洗好的海带切成丝。

②用油起锅，放入姜片，爆香；倒入白萝卜丝，炒匀。

③注入适量清水，烧开后煮3分钟至熟，稍加搅拌，倒入海带，拌匀，煮沸；放入盐、鸡粉，用勺搅匀，煮沸，最后放上葱花即可。

冬瓜陈皮海带汤

功效： 此品清热解毒、利水消肿、化痰降压。

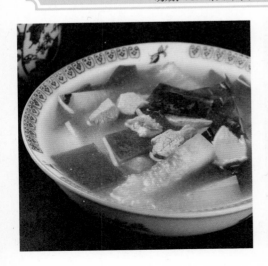

原料：冬瓜100克，海带50克，猪瘦肉100克，陈皮5克，姜片少许

调料：盐2克，鸡粉2克，料酒3毫升

做法：

①将洗净的冬瓜切块；洗好的海带切块；洗净的瘦肉切丁。

②砂锅中加水烧开，放陈皮、姜片、瘦肉、海带搅匀，加料酒搅匀，烧开后转小火煮至食材熟软。

③倒入冬瓜，小火炖15分钟，至全部食材熟透，揭盖，放入盐、鸡粉，搅匀调味，将煮好的汤料盛出，装入碗中即可。

奶白菜炒木耳

功效：本品补气养血、清肺止咳、清胃涤肠，能增强免疫功能。

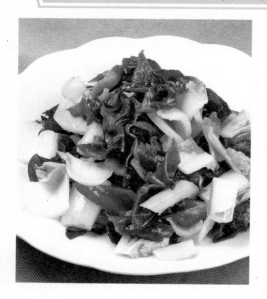

原料： 奶白菜250克，木耳40克，红椒100克

调料： 盐4克，味精2克，食用油适量

做法：

①奶白菜洗净切段；木耳泡发，洗净切块；红椒去子，洗净切片。

②锅中倒油烧热，下木耳和红椒翻炒，加入奶白菜，快速翻炒。

③加入盐、味精，炒至入味，装盘即可。

金针菇木耳沙拉

功效：本品解热毒、除烦渴，能排毒养颜，预防便秘。

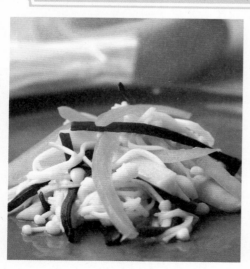

原料： 金针菇100克，黑木耳50克，茭白100克，彩椒30克

调料： 白醋、盐、橄榄油少许

做法：

①将茭白洗净后切段，焯水后捞出。

②将黑木耳洗净，切成丝，焯水后捞出。

③将金针菇洗净，焯水后捞出；彩椒洗净、切丝。

④将以上食材用白醋、盐、橄榄油一起拌匀即可。

10. 饮茶祛湿排毒

> 以养生保健为目的，在水里加点"料"，更有益于养生，能帮助排出体内湿毒。

遇上气温高的日子，人们会感觉心烦意乱，身体大量出汗以散发热量，而且稍微动一动，就会浑身冒汗，感觉身体十分黏腻，所以要及时喝水以补充体液，否则容易为热盛耗伤体内津液。

❀ 饮茶助祛湿

津液是气的载体，气必须依附于津液而存在，如果过度消耗体内津液，则气亦随之而外脱，出现神昏晕厥、二便失禁等症状。

单从补水的角度来看，每天喝3~8杯白开水就足够了，但是如果以养生保健为目的，在水里加点"料"更有益于养生，能帮助排出体内湿毒。

❀ 养生排毒茶

在茶中加入藿香，能解表化湿，起到排毒解暑的功效；在水里加入菊花，制作成菊花茶，能起到疏风清热、明目解毒的作用。现代人生活节奏加快，往往容易情绪烦躁、疲惫不安，这时喝上一杯清香扑鼻的花茶，不仅可以生津利水，还能缓解烦躁情绪，缓解疲劳。

除了花茶，平时喝上一杯清茶对身体也大有好处。茶叶中含有3%~5%的生物碱，其中以咖啡因为主，具有增进血液循环、兴奋中枢神经、促进新陈代谢的作用，能增强心脏和肾脏功能，生物碱还具有利尿作用，能利水渗湿。茶中所含的枸橼酸、枸橼酸盐，能治疗血液凝固，还对现代疾病，如辐射病、心脑血管病、癌症等有一定的药理功效。可见，茶叶药理功效之多、作用之广，是其他饮料无可替代的。

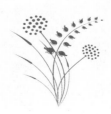

❋ 祛湿排毒茶方

菊花普洱山楂饮

功效： 本品活血化瘀、清热解毒、利水渗湿。

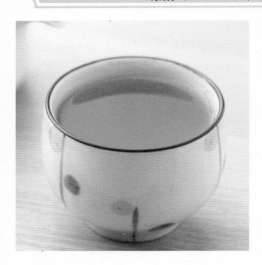

原料： 山楂20克，普洱茶叶8克，菊花6克

做法：

①将洗净的山楂去除头尾，对半切开，去除果核，再把果肉切小块，备用。

②砂锅中注入适量清水烧开，倒入山楂，放入洗净的普洱茶叶、菊花，搅拌匀，煮沸后用小火煮约5分钟，至茶水散出香味。

③关火后盛出煮好的茶水，装入杯中，趁热饮用即可。

鱼腥草山楂饮

功效： 本品润肺止咳、清热解毒、开胃消渴。

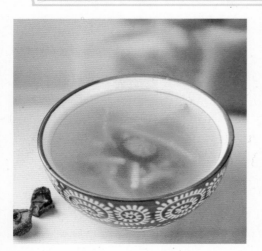

原料： 鱼腥草50克，干山楂20克

调料： 蜂蜜10克

做法：

①往砂锅中注入适量清水，用大火烧开。

②倒入洗净的鱼腥草、干山楂，用小火炖20分钟，至其析出有效成分，关火。

③盛出煮好的药茶，装入碗中，加入蜂蜜，调匀。

④静置一段时间，待稍微放凉后即可饮用。

陈皮桑葚枸杞茶

功效： 本品生津润燥、清热解毒、利水止渴。

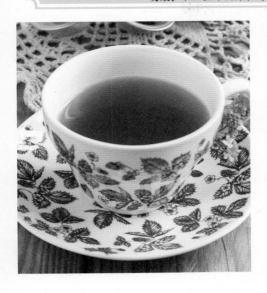

原料：陈皮5克，桑葚6克，枸杞8克

做法：

①往砂锅中注入适量清水，大火烧开。

②倒入陈皮、桑葚、枸杞，搅拌片刻，小火炖15分钟至药性完全析出。

③将煮好的茶盛出装入杯中，放凉即可饮用。

藿香菊花茶

功效： 本品化湿运脾、清热解毒、清肝明目。

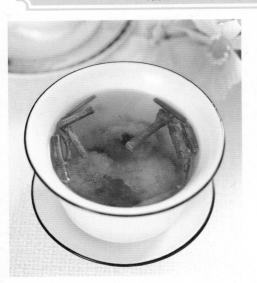

原料：藿香、菊花各5克

调料：冰糖适量

做法：

①藿香、菊花分别清洗干净。

②将洗净的藿香、菊花放入锅中，加入适量清水煎煮。

③煎好后放入冰糖搅拌至溶化即可饮用。

Part 09
四季祛湿

《黄帝内经》中说道:
"人以天地之气生,四时之法成。"
可见人体与季节的紧密联系。
"天人合一"的养生观念,
主张养生保健必须顺应四时,
与自然生态形成和谐统一的状态。
四季气候各不同,
其养生祛湿的重点也不一样,
我们应该按照一年四季的变化规律和特点,
调节人体各部分的机能,
成就最健康的自己。

1. 祛湿要顺应天时

> 养生就要遵循四季气候变化的规律，以"生、长、收、藏"为调养原则，顺应天时，祛湿养生，从而实现强身健体的目的。

中医向来都特别强调人与自然的和谐相处，认为人应该根据大自然的运动顺序来养生。只有人体五脏的生理活动适应四时阴阳的变化，才能同外界环境保持协调平衡，否则，就会被其所伤。

大自然有春、夏、秋、冬四季交替的变化，出现了寒、暑、燥、湿、风的气候，这一气候影响了自然界的万物，形成了生、长、收、藏的规律。所以，养生就要遵循四季气候变化的规律，以"生、长、收、藏"为调养原则，从而实现强身健体、延年益寿的目标。

❀ 春季祛风湿寒

春季正是草木萌芽、生长的时候，人既然与天地相通，与自然界有着同样的运行规律，那春季养生就要以"生"为主。在这个时候人应顺应春气生发，不要一直在房间里待着，而要舒展自己的筋骨，多到室外走走，做做运动，才有助于祛除体内湿气。

春季湿冷多风，如果不注意避风，很容易让风邪入侵身体。如果体内已经存在湿邪，再加上外受风邪，很容易衍生出风湿，给身体健康埋下隐患。

❀ 夏季祛湿热

夏季，雨水充沛，是自然界万物繁荣发育的季节，是最有生机的时候，恰恰是养生最好的时节。人体也要顺应"长"这一规律，注意顾护阳气，从各个方面对身体进行调养。

同时，夏季阴雨连绵，空气潮湿。湿热之气很容易通过呼吸道或皮肤进入体内，使身体受湿热困扰，还会影响脾胃的运化功能。很多人会出现食欲不振、烦躁胸闷、体疲乏力等症状。

因此，夏季应注意除去体内的湿热，饮食宜清淡，少吃多餐，并且以温食为主，忌食油腻食物，适当食用苦味的食物，以缓解燥湿，增强食欲。

秋季祛湿毒

秋季暑热渐消，自然界的阳气开始收敛、沉降，人应当开始做好保阳护阴的准备。所以秋季养生，皆以养"收"为要。

人首先要收好的、保管好的就是体内的津液。由于秋季空气干燥，如果不注意润燥养肺，就会受到燥邪侵袭，产生肺湿热等症状。因此，秋季饮食调养应以滋阴润肺为宜，坚持少辛增酸的原则，即少吃一些辛辣的食物，多吃一些酸性食品以及新鲜蔬菜等，还应尽量吃一些具有滋阴、降燥等功效的食物。

冬季避寒湿

冬季气候寒冷，阴气极盛，阳气潜藏，草木枯槁，蛰虫潜伏，并时有寒潮。人体阳气也随之内收，体内新陈代谢机能也处于相对缓慢的状态。养生方面，应避寒就暖，敛阴护阳，重养"藏"，并注意保暖，尽量避免受寒，以免形成寒湿。如果是有风湿病史的人更应该注意防风，并坚持运动，多晒晒太阳，促进体内阳气升发，使机体免受寒湿、风湿之苦。

人的生理活动，必须适应四季阴阳的变化。在春夏季节保养阳气以适应生长的需要，在秋冬季节保养阴气以适应收藏的需要，这样与外界环境保持协调与平衡，顺应它们的本性，身体才不会产生问题。

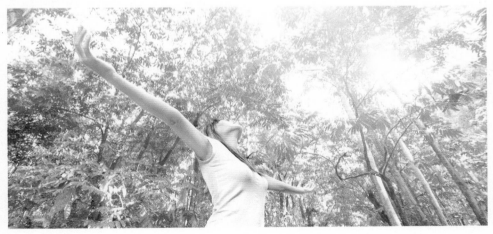

2. 春季养肝祛寒湿

> 春季是万物萌发的时节，人体的阳气也开始升发。春季做好避寒湿、养肝脏工作，体内阳气充足，自然能避免湿邪入侵。

春季养生要时时注意培育阳气，以促进人体的新陈代谢。在这个季节要早睡早起，可以多出去郊游、踏青、赏花，多走路，多运动，多晒太阳，使阳气慢慢地升起来。

在春季还要注意调整生活习惯。早春的时候，天气乍暖还寒，有时候还要来几场倒春寒，所以此时要注意增减衣服。老话说"春捂秋冻"，就是说早春要穿暖一点儿，不要着急换下冬衣。

❀ 祛风湿寒

春季处于冬季与夏季之间，是极寒与极热天气的过渡时期，于是气温经常产生变化。有时候上午还是艳阳高照，下午却开始下起雨来。不稳定的气候往往令身体难以适应其变化，如果身体不小心受寒，很容易诱发寒湿。平时应注意保暖工作，特别是在晚间的时候，睡觉不要盖过薄的被子，避免寒气入侵腹部。

❀ 养肝祛湿

肝在五行属木，它的生理特性就像春季刚刚发芽吐绿的树木一样，柔软新翠，生机勃勃，主管人体一身阳气的升腾。所以在春季要注意养肝，保证肝气的正常舒发，也有利于脾气升发。脾气正常不虚，则不易受湿邪之困。

想养肝，就要保持轻松愉悦的精神状态，少吃酸味食物，多食用一些甘味食物，如红枣、红薯、胡萝卜、蜂蜜等。这类食物还有助于促进消化，帮助排除体内代谢废物，预防湿毒。

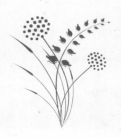

春季祛湿食谱

红薯芥菜汤

功效： 本品健脾益胃、防止便秘，有预防湿毒的功效。

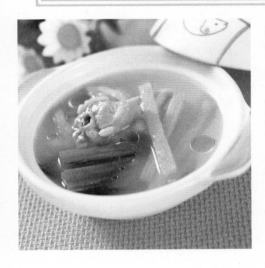

原料：芥菜心300克，土鸡半只，红薯200克，嫩姜50克

调料：盐3克，香油10毫升

做法：

①芥菜心洗净切丝，汆烫去苦涩味。

②红薯及嫩姜分别洗净切成丝状；鸡肉洗净切块，以热水汆烫去血水。

③将所有材料放入锅中，加水一起煮至鸡肉熟，加盐调味，起锅前淋上香油即可。

甜橙果蔬沙拉

功效： 本品健脾和胃、清热祛湿，具有预防湿毒的功效。

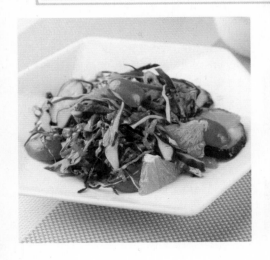

原料：橙子150克，黄瓜80克，圣女果40克，紫甘蓝35克，生菜60克

调料：橄榄油、生抽各适量

做法：

①将所有的蔬菜洗净，生菜切成丝；紫甘蓝切成丝；圣女果对半切开；黄瓜切成块；橙子果肉切成片，备用。

②取一碗，倒入橙子、黄瓜、紫甘蓝、生菜，加入圣女果，拌匀，倒入橄榄油、生抽，拌匀调味。

③另取一盘，盛入拌好的果蔬沙拉即可。

百合红豆甜汤

功效： 本品清热祛湿、健脾和胃。

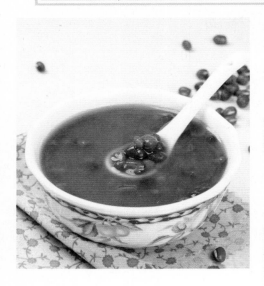

原料： 红豆1杯，百合30克

调料： 砂糖适量

做法：

①红豆淘净，放入碗中，浸泡3小时，备用。

②红豆入锅，加4杯水煮开，转小火煮至呈半开状。

③百合洗净，加入红豆汤中煮5分钟，直至汤变黏稠即可。加糖调味后饮用。

泥鳅红枣汤

功效： 本品除湿止痢、补中益气、强精补血、壮阳暖胃。

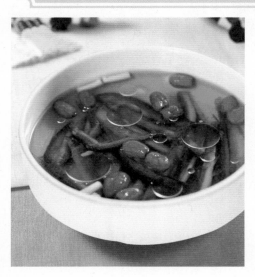

原料： 泥鳅300克，红枣100克

调料： 盐3克，味精3克

做法：

①泥鳅宰杀，收拾洗净。

②将红枣放入清水中泡发，再用清水洗净。

③锅中加水，下入红枣炖煮，再下入泥鳅煮10分钟至熟。调入盐、味精即可。

3. 夏季高温天防暑湿

> 夏季天气闷热，阴雨连绵，空气潮湿。在这个季节，暑湿偏盛，应注意清热祛湿，避免湿热侵袭。

中医认为，因湿性重浊黏滞，易阻遏气机，故其引起的疾病多缠绵难愈，这是湿邪的病理特征，也是夏季常见病的特点。在闷热的天气里，常常有患者自述感到乏力困倦，四肢沉重，昏昏欲睡；或肠胃不适，食欲不振，腹痛腹泻；或皮肤不净，癣、痱发作，瘙痒难愈；若连续多日阴雨不断，老年人则更易出现全身或部分关节酸痛麻木，行动不利，此时有风湿、类风湿疾病的人症状亦会加重。

❈ 防暑湿

还有一些人在夏季总会感到莫名的烦躁，浑身没劲儿，吃不下东西，甚至出现头晕、胸闷、恶心等症状。中医又称之为"暑伤气"，也就是我们老百姓说的"苦夏"。苦夏之苦主要源于脾胃之苦；若想苦夏不苦，就要注意防暑祛湿；若人体自身阳气充足，湿邪自然难以侵犯。

❈ 护脾胃

在饮食上应以清淡为主，少吃油腻、生冷食物，切忌直接食用冰箱内食物。夏季，人的唾液与胃里的消化酶分泌减少，食欲普遍下降，可适当食用辣椒，以缓解湿热，增加食欲，但不能过多，否则容易上火。应重视保护脾胃功能，补益脾阳。糯米、莲子、山药、太子参、茯苓等，都是适合夏季的清补健脾之品。

在清晨或傍晚时，气温比较凉爽，可以做一些简单的运动，以强壮身体，增加抵抗力。但如果在气温较高的午间或三伏天，就不适合长时间运动，以免引起中暑。

❀ 夏季消暑食谱

绿豆莲子百合粥

功效： 本品清热解毒、利水除湿，能预防湿热、湿毒侵袭。

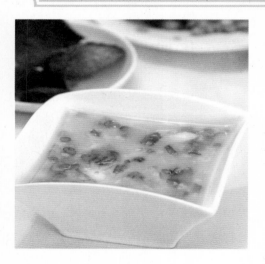

原料： 绿豆40克，莲子、百合、红枣各适量，大米50克

调料： 白糖、葱各8克

做法：

①大米、绿豆均泡发洗净；莲子去心洗净；红枣、百合均洗净，切片；葱洗净，切成葱花。

②砂锅中注入清水，放入大米、绿豆、莲子，用大火煮开后转小火续煮成粥。

③加入红枣、百合同煮至浓稠状，调入白糖拌匀，撒上葱花即可。

金银花板蓝根汤

功效： 本品清热解毒、化湿止泻，能预防湿热、湿毒侵袭。

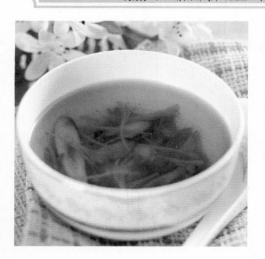

原料： 金银花20克，板蓝根15克

调料： 冰糖适量

做法：

①将金银花、板蓝根分别用清水洗净，备用。

②锅洗净，置于火上，将金银花、板蓝根一起放入锅中，注入适量清水，煎30分钟。

③最后加入适量的冰糖煮至溶化即可。

茯苓冬瓜鲤鱼汤

功效： 本品渗湿利水、益脾和胃、清热解毒。

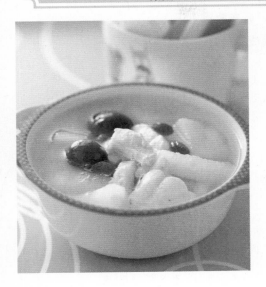

原料： 茯苓25克，红枣10颗，枸杞15克，鲤鱼450克，冬瓜200克，姜3片

调料： 盐5克

做法：

① 茯苓、红枣分别洗净，备用。

② 鲤鱼收拾干净，去骨，取鱼肉切片。

③ 冬瓜洗净，去皮切块，和姜片、鱼骨、茯苓、红枣同入锅，加水，用小火煮至冬瓜熟透，放入鱼片、枸杞，转大火煮沸，加盐调味即可。

清炒蒲公英

功效： 本品利尿祛湿、凉血止痢、清热排毒。

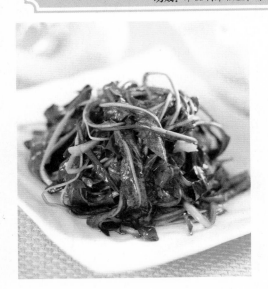

原料： 蒲公英300克

调料： 盐3克，味精3克，食用油适量

做法：

① 将蒲公英放入清水中洗去泥沙，去掉黄叶。

② 锅中注水烧沸，下入蒲公英焯透，捞出。

③ 锅中放少许油烧热，下入蒲公英、调味料炒匀即可。

4. 秋季健脾胃祛虚湿

> 秋季天气变凉，很多人容易胃痛或脾胃不适。为了保证身体运化功能正常，一定要维护好脾胃的健康，让身体顺应大自然的变化。

俗话说，"夏季过后无病三分虚。"酷热的夏季过去，很多人由于在夏季大量进食冷饮、吹空调，多有脾胃功能减弱的现象。到了秋季，天气开始变凉，人体在受到冷空气刺激后，本来就已经偏弱的胃肠容易发生痉挛性收缩，造成胃酸分泌增多，很容易出现胃痛或脾胃不适。为了保证身体运化功能正常，一定要维护好脾胃的健康。

❀ 健脾胃

秋季气温凉爽，人们的食欲逐渐好转，倾向于吃一些含有丰富蛋白质、高油脂的食物，人们常常戏称为"贴秋膘"。然而这时人们的胃肠还比较虚弱，还没有调整过来，如果在此时吃太多高蛋白、高油脂的食物，会加重胃肠负担。因此，在秋季应注意控制饮食，尽量少食多餐，最好在早上喝一些煮得比较黏稠的粥，等肠胃调整过来再考虑进补。

❀ 补阳虚

《黄帝内经》云："早卧早起，与鸡俱兴。"意思就是，秋季，人们的起居规律要与鸡的起居时间一致。鸡早上打鸣出窝的时候人就要起床，晚上鸡进窝的时候人就要睡觉。秋季的早晨空气清新，人早起锻炼身体，不仅可以接受阳光的沐浴，还接受了耐寒训练，使身体能适应寒冷的刺激，以增强身体对天气变化的适应能力，为抵御冬天的寒湿做准备。早睡是为了避免秋凉，同时收敛阴气，收藏阴精。秋天阳消阴长，早睡早起，顺应天地的气机，让身体顺应大自然的变化，收敛气机，藏精补精，是最好的养生方法。

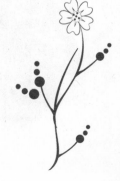

❄ 秋季补虚食谱

三菇冬瓜汤

功效： 本品健胃和中、生津止渴、利水祛湿。

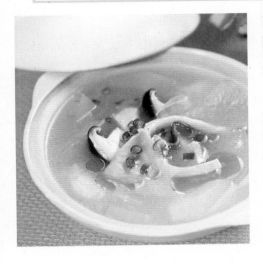

原料： 冬瓜100克，蘑菇、平菇、香菇各25克，鲜汤500克

调料： 胡椒2克，味精3克，盐、姜片、葱末、食用油各适量

做法：

①将三种菇洗净，改刀成块；冬瓜去皮，洗净，改刀成片。

②锅置旺火上，掺入鲜汤烧开，下冬瓜、三菇小煮片刻至熟。

③最后下盐、味精、胡椒、姜、葱等调料，淋上油即可。

薏米瓜皮鲫鱼汤

功效： 本品利水消肿、健脾去湿、温润补虚。

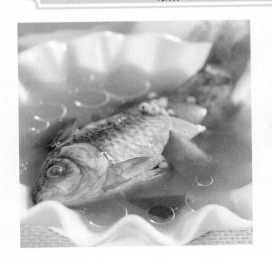

原料： 鲫鱼250克，冬瓜皮60克，薏米30克，茯苓10克，生姜3片

调料： 盐少许

做法：

①将鲫鱼剖洗干净，去内脏，去鳃；冬瓜皮、茯苓、薏米洗净。

②将所有原材料和姜片放进汤锅内，加适量清水，盖上锅盖。

③用中火烧开，转小火再煲1小时，加盐调味即可。

当归薏米补血粥

功效：本品补脾养胃、润肺养虚、滋补精血。

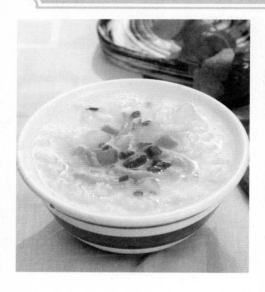

原料：大米60克，薏米30克，当归、黄芪各适量

调料：盐3克，葱花8克

做法：

①大米、薏米均泡发洗净；黄芪洗净；当归洗净，加水煮好，取汁待用。

②锅置火上，加入适量清水，放入大米、薏米，以大火煮至开花，再倒入煮好的药汁。

③加入黄芪煮至粥呈浓稠状，调入盐拌匀，撒上葱花即可。

山药银杏炒百合

功效：本品除湿止痢、补中益气、强精补血、壮阳暖胃。

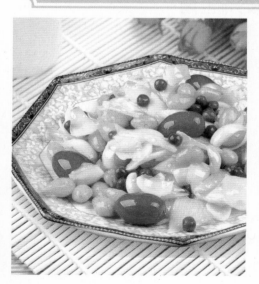

原料：山药、银杏、百合各150克，豌豆、圣女果各适量

调料：盐、味精、食用油各适量

做法：

①银杏、百合、圣女果分别洗净；豌豆去壳，洗净。

②山药洗净，去皮，切片。

③热锅下油，放入山药、银杏、百合、豌豆翻炒，快熟时入圣女果。

④加入盐和味精调味，出锅即可。

5. 冬季防湿寒入侵

> 冬季气温寒冷，如果体内湿气积聚，元气不足，身体一旦受到寒邪、风邪的入侵，血脉就会凝滞而不通，就像是寒冬水会结冰一样。

如果寒邪与湿邪"勾搭"在一起，滞留在经络、关节等处，会逐渐侵袭关节周围的软骨组织，导致骨关节僵化，丧失原有的机能。这也是风湿的人经常感觉关节僵硬的原因。

❀ 防风祛寒

在冬季，体内有湿的人要特别注意保暖防风。特别是体内湿邪较重的中老年人，他们因为身体自我调节能力衰退、血管硬化等，一旦受到寒冷刺激，老化脆弱的血管很容易大幅收缩，甚至出现破裂，如果不注意祛寒防风，易造成悲剧的发生。

在天气晴好、阳光充足的时候，我们要多到户外活动，多晒太阳，补充外界的阳气。同时，适当活动身体，进行体育锻炼，排出体内寒湿，才能保证身体健康。

❀ 补身强体

生活中经常听到这样的话"三九补一冬，来年无病痛"。意思是冬季应加强进补，养好脾胃，来年才能有好的体力与精力，且不容易生病。从中医的角度来看，冬季的确是四季中最宜进补的时节。由于冬季气温很低，是一年中阴气极盛、阳气始生的转折点，人体为了保持正常的体温恒定，就需要消耗体内较多的能量。特别是体质弱、湿气重的人，如果没有足够的能量，身体的抗病能力也会下降。

此外，在寒冷的冬季，人们偏爱吃辛辣油腻的食物，认为这些食物能暖胃暖身。但事实上，吃太多辛辣油腻的食物会刺激肠胃，并加重肠胃负担，导致消化不良、胃部胀气等。所以，进补应适可而止，平时应加强体育锻炼，临睡前用热水泡脚，温暖身体，对抵御风、寒、湿很有好处。

❈ 冬季祛寒食谱

白术党参茯苓粥

功效： *本品健脾养胃、燥湿利水、益气补虚。*

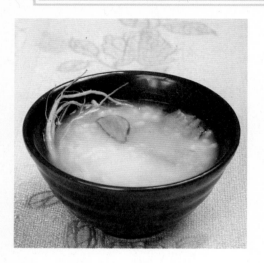

原料： 红枣3颗，薏米适量，白术、党参、茯苓、甘草各15克

调料： 盐适量

做法：

①将红枣、薏米洗净，红枣去核，备用。

②将白术、党参、茯苓、甘草洗净，加入4碗水煮沸后，以慢火煎成2碗，滤取出药汁。

③在煮好的药汁中加入薏米、红枣，以小火熬煮成粥，加入盐调味即可。

芡实茯苓粥

功效： *本品固肾涩精、补气止泻、渗湿利水、健脾和胃。*

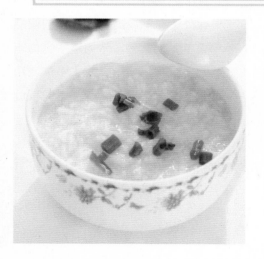

原料： 芡实、茯苓各20克，大米100克

调料： 盐、葱各适量

做法：

①大米泡发洗净；葱洗净，切成葱花；将干净的芡实与茯苓磨成粉末，一起用温水搅匀成糊备用。

②锅置火上，注水，放入大米用大火煮至米粒绽开。

③下入搅好的药糊，改用小火煮至粥浓稠时，放入盐调味，最后撒上葱花即可食用。

猪肚白术粥

功效： 本品燥湿利水、补益虚损、健脾益气。

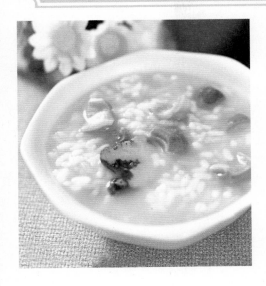

原料：猪肚500克，白术30克，黄芪15克，粳米150克，生姜片6克

调料：盐适量

做法：

①将猪肚翻洗干净，煮熟后切成小块。

②白术、黄芪洗净，一并放入锅中加清水适量，用大火烧沸后再改用小火煎煮。

③约煮1小时后加入洗净的粳米、姜片、猪肚煮成粥，至粥熟后调入盐即可食用。

山药核桃羊肉汤

功效： 本品益气补虚，能增强御寒能力，预防寒湿。

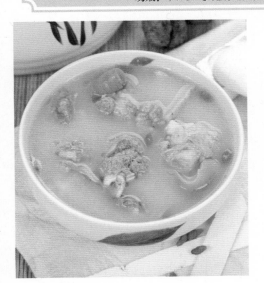

原料：羊肉300克，山药、核桃各适量，枸杞10克

调料：盐3克，鸡精3克

做法：

①羊肉洗净、切件，氽水；山药洗净，去皮切块；核桃取仁洗净；枸杞洗净。

②锅中放入羊肉、山药、核桃、枸杞，加入清水，小火慢炖至核桃变得酥软之后，关火，加入盐和鸡精调味即可。

Part 10
常见湿症

如果长期饮食不节，
再加上不良的生活习惯与生活环境，
人体很容易内蕴湿邪。
临床上许多常见的病症，
都与湿邪有密切关系。
对于身体出现的不适症状，
需要专业医疗与科学饮食相互配合。
本章列出多种常见湿邪所致病症，
解读其症状、临床表现，
给出实用有效的中医外治法
与饮食调养原则，
助你对症调养，早日收获健康。

1. 高脂血症

❀ 症状

　　高脂血症在发病早期可能没有不舒服的症状，但没有症状不等于正常。多数患者在发生了冠心病、中风后才发现血脂异常。一般高脂血症的症状多表现为头晕、神疲乏力、失眠健忘、胸闷、心悸等，还常常伴随着体重超重与肥胖。如果长期血脂高，脂质在血管内皮沉积所引起的动脉粥样硬化，会引起冠心病和周围动脉疾病等，表现为心绞痛、心肌梗死等。

❀ 病因

　　高脂血症是指脂肪代谢或运转异常，使血浆一种或多种脂质高于正常。因偏食、暴饮暴食造成肥胖，饮食不规律或嗜酒成癖，导致体内痰湿积聚，从而诱发高脂血症。

　　长期精神紧张，导致内分泌代谢紊乱，年迈体虚或长期服用某种药物等也会导致高脂血症。

生活照顾贴士

◇ 不可酗酒或进食过多肥腻食物，平时不宜吃得过饱。因为饱餐后血液会向胃肠集中，心脑的血流量相对减少，易引起脑梗死、心绞痛、心肌梗死等疾病。

◇ 睡觉时枕头不要过高。头部铺垫过高，令颈部肌肉和韧带过度牵拉，会挤压颈部血管阻断血流，造成脑供血不足，容易导致脑梗死。

◇ 适当运动减肥，控制身材是预防血脂过高的重要措施之一。降脂运动的时间最好安排在晚饭后或晚饭前2小时，晚饭前2小时机体处于空腹状态，运动所需的热量会由脂肪氧化来供应，可有效地消耗掉脂肪。

❧ 易发人群

35岁以上高脂、高糖饮食者；长期吸烟者、酗酒者、不经常运动者；患有糖尿病、高血压、脂肪肝的病人易发本病。

❧ 灵验偏方

准备山楂、荠菜花、玉米须各8克，分别冲洗干净，用纱布包好，扎紧。在砂锅中加入800毫升水，放入包好的纱布包，水开后再煮5分钟。去掉纱布包，取汁，待药茶微温时即可饮用。

❧ 中医外治

天枢穴位于人体的中点，人的气机上下沟通、升降沉浮都要经过天枢穴，经常艾灸此穴能够将体内毒素及时排出，改善身体亚健康状况，还可以有效降低血脂、理气行滞。

艾灸方法

①取站位，拇指点压天枢穴3分钟左右。
②将艾条的一端点燃，在距离天枢穴一定距离处悬停，不间断地进行熏灼。每天艾灸1次，每次10~20分钟。10次为一疗程，坚持二三个疗程即可。

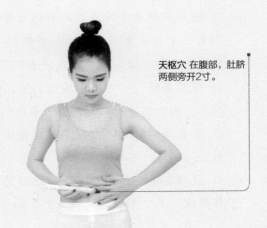

天枢穴 在腹部，肚脐两侧旁开2寸。

2. 高血压

❈ 症状

　　高血压是指在静息状态下动脉收缩压和（或）舒张压增高，常伴有心、脑、肾、视网膜等器官功能性或者器质性改变以及脂肪和糖代谢紊乱等现象。在突然下蹲或起立时，易出现头晕、目眩现象；易烦躁、心悸、失眠，经常出现持续性或搏动性头痛；手指、脚趾麻木或皮肤如蚁行感或项背肌肉紧张、酸痛。

❈ 病因

　　高血压的发生除了和遗传因素有关外，过量摄取盐分、过度饮酒、经常发怒等行为，都易伤及肝脾，导致脏腑功能下降。脏腑功能一旦下降，就会导致湿邪内聚，使气血经络不够通畅，津液输布失常，化生痰湿。内有痰湿易阻滞脉络，使脉壁增厚，血府变窄，从而导致血压升高。

生活照顾贴士

　　◇ 高血压患者平时应做好疏通血管的工作，勿食性热的食物，如狗肉、羊肉及腌、熏、卤、酱等钠含量较高的食物；少吃油腻食物，每日食盐摄入量控制在10克以下。

　　◇ 注意保暖，宜用温水洗澡，水温在40℃左右。洗浴时注意避免受寒，因为寒冷会引起毛细血管收缩，易使血压升高。

　　◇ 在夏季的时候，建议高血压患者远离空调，或将室内温度控制在27~28℃。

　　◇ 最好在医生的指导下，调整好药物的剂量和品种，同时加强血压监测，至少早上起床和晚上临睡前分别测一次血压，以保平安。

❀ 易发人群

有家族病史者、肥胖者、过分摄取盐分者、过度饮酒者、过度食用油腻食物者。

❀ 灵验偏方

山药芝麻羹的做法很简单，取山药、黑芝麻各适量，小米70克，盐2克，葱8克。把小米泡发洗净；山药洗净，切丁；黑芝麻洗净；葱洗净，切葱花。锅中水烧开，放入小米、山药煮开，加入黑芝麻同煮至浓稠状，调入盐拌匀，撒上葱花即可。

❀ 中医外治

太冲穴为人体足厥阴肝经上的重要穴道之一，又称"消气穴"，脾气暴躁的人，应常按此穴，利于心情好转。同时，经常按摩太冲穴对降压有一定的保健作用和益处，还可帮助消除焦虑。

按摩方法

取坐位，食指和中指伸直，指腹置于太冲穴上，用指腹垂直用力按揉，力度至出现酸痛、胀麻的感觉。按完左脚再按右脚，两只脚交替按压。每天早晚各按摩1次，每次1~4分钟。

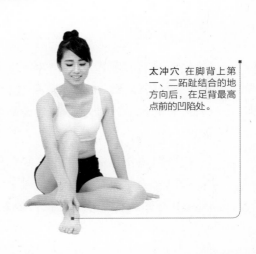

太冲穴 在脚背上第一、二跖趾结合的地方向后，在足背最高点前的凹陷处。

3. 糖尿病

❈ 症状

糖尿病患者常感口干口渴，口腔内常有灼热感觉，口腔黏膜会出现瘀点、瘀斑、水肿；常感觉疲乏心悸，平时尿得多，吃得多，喝得多，同时又有体重和体力下降的现象。

血糖指标是诊断糖尿病的依据，包括空腹和餐后2小时血糖，按照WHO的标准，空腹血糖不小于7.0mmol/L（126mg/dl）和（或）餐后2小时血糖不小于11.1mmol/L（200mg/dl），即可诊断为糖尿病。

❈ 病因

导致糖尿病的原因有很多种，除了遗传因素以外，常吃甘味食物是致病原因之一。常吃甜食容易壅滞脾气，导致湿热内生，并使脾气的升降功能失常。

如果脾向肺输送的津液不够，人就会感到口渴，向胃输送的津液不够，胃燥阳亢就会消谷善饥，脾主四肢，脾气无法将营养物质送到人体四肢，所以病人会多食消瘦、乏力、少气懒言，出现小便清长、尿糖增高等。

生活照顾贴士

◇ 糖尿病患者常因脱水和抵抗力下降，皮肤容易干燥、发痒，也易合并皮肤感染，应定时擦身或沐浴，以保持皮肤清洁。

◇ 应避免袜紧、鞋硬，以免血管闭塞而发生坏疽或皮肤破损而致感染。

◇ 按时测量体重以作计算饮食和观察疗效的参考。必要时记录出入水量。

◇ 每日分三四段留尿糖定性，必要时测24小时尿糖定量。

❀ 易发人群

35岁以上高脂、高糖饮食者；长期吸烟者、酗酒者、不经常运动者；患有高血压、脂肪肝的病人易发本病。

❀ 灵验偏方

女贞子鸭汤的做法是，取鸭肉500克，枸杞30克，熟地黄、淮山各100克，女贞子50克，盐适量。做法：将白鸭宰杀，去毛及内脏，切块。将枸杞、熟地黄、淮山、女贞子洗净，与鸭肉同放入锅中，加适量清水，煮至白鸭肉熟烂。最后加入盐调味即可。

❀ 中医外治

然谷穴属于肾经上的穴位，艾灸此穴能补阴益气，清热利湿，专治阴虚火旺之症，有升清降浊之效。糖尿病患者晚上睡觉时往往会觉得口干舌燥、内心烦乱，此时艾灸一下然谷穴，能够很好地改善此症状。经常艾灸此穴，可辅助治疗糖尿病。

艾灸方法

①取坐位，拇指点压然谷穴3分钟左右。
②将艾条的一端点燃，在距离然谷穴一定距离处悬停，不间断地进行熏灼。每天艾灸1次，每次10~20分钟。10次为一疗程，坚持二三个疗程即可。

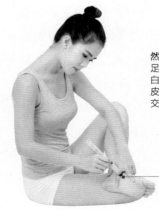

然谷穴 在足内侧缘，足舟骨粗隆下方，赤白肉际处（即足深色皮肤与足底浅色皮肤交界处）。

4. 脂肪瘤

❀ 症状

脂肪瘤，又名痰湿结节，是一种常见的良性肿瘤，可发生于任何有脂肪的皮肤部位。主要病例发生在四肢、背部和腹部之间，可深达骨膜，但很少侵犯邻近骨骼。脂肪瘤质地柔软，体积较小，切面色淡黄，有油腻感，推之可移。

脂肪瘤形状往往大小不一，无痛无痒，极少癌变，一般情况下无须进行治疗。若瘤体比较大，从而影响活动，或者近期突然增大或者发生破溃，可选择手术切除。

❀ 病因

经常进食肥腻、高胆固醇食物，易造成脾胃湿热，痰湿内生。痰生百病，痰湿之气无处不到，无处不行，如果痰湿之气沿着经络结聚于皮下，就会形成脂肪瘤。

生活照顾贴士

◇ 饮食提倡清淡，多吃蔬菜和水果，限制动物内脏、动物油、鸡肉、蛋黄、螃蟹、鱼子等高脂肪、高胆固醇食物的摄入，以免加重痰湿。中医认为痰浊凝聚为肿瘤重要病因病机之一，想要消除脂肪瘤，可食用一些能软坚散结、祛除痰湿的食材，如薏米、海带、昆布、紫菜、牡蛎等。

◇ 平时进行适当的体育锻炼，如散步、练习体操、打太极等，以不过量、不过度疲劳为度。

◇ 保持正常的心理状态及愉悦的心情，维持身体正常的免疫功能。

❀ 易发人群

经常高脂、高糖饮食者；长期吸烟者、酗酒者、不经常运动者。

❀ 灵验偏方

海带炖排骨的做法：取海带50克，排骨200克，黄酒、盐、味精、白糖、葱段、姜片适量。把海带泡发，洗净切丝；排骨洗净，斩块。锅烧热，下排骨煸炒，加入黄酒、盐、白糖、葱段、姜片和清水，煮至排骨熟透，加入海带煮至入味，最后加味精调味即可。

❀ 中医外治

隐白穴是足太阴脾经的井穴，艾灸此穴不仅可治疗月经过多、崩漏等妇科病，还可以很好地祛除痰湿，疏通经络气血，以达到防治脂肪瘤的效果。

艾灸方法

①取坐位，拇指点压隐白穴3分钟左右。
②将艾条的一端点燃，在距离隐白穴一定距离处悬停，不间断地进行熏灼。每天艾灸1次，每次10~20分钟。10次为一疗程，坚持二三个疗程即可。

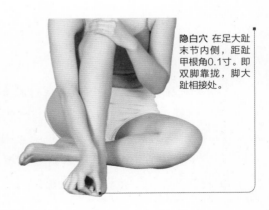

隐白穴 在足大趾末节内侧，距趾甲根角0.1寸。即双脚靠拢，脚大趾相接处。

5. 甲状腺结节

❈ 症状

　　甲状腺结节是一种常见病，症状为颈前正中甲状腺生有肿块，可随吞咽动作随甲状腺而上下移动。甲状腺结节一般为良性肿瘤，初期无无明显症状，当甲状腺结节增长过大时，结节将压迫气管、食管、神经而导致呼吸困难、吞咽困难、声音嘶哑等症状，还会产生局部胀痛。

　　良性结节多为囊性，边界清晰；恶性结节多为实性结节，边界不清晰，形状不规则。具体情况可通过B超检查来判断甲状腺结节的良恶性程度。

❈ 病因

　　甲状腺结节的病因并不相同，缺碘和高碘均能导致甲状腺结节。若缺乏碘，就会引起甲状腺功能不足，发生甲状腺结节。但如果摄入碘过量，也会出现甲状腺功能异常，产生甲状腺结节。因此，出现甲状腺结节的患者需要到医院进行详细检查，才能知道自己属于缺碘还是高碘人群，从而有针对性地进行治疗。

　　如果体内湿热较重，就会导致肝气失于条达，气滞痰凝壅结颈前，从而诱发甲状腺结节。

生活照顾贴士

◇ 甲状腺结节患者平时应注意控制情绪，保持心境平和，忌暴怒、惊恐、过度思虑以及过喜，以免伤及肝脏。

◇ 对于平时爱生气的人来说，在日常生活中，可以轻轻拍打腋窝。中医认为，人在生气时肝火滞留在两腋，轻轻拍打腋窝能有效驱散肝之邪气，预防甲状腺结节。

❀ 易发人群

近年来，甲状腺结节发病率呈上升趋势，患者多为中年女性及老年人。

❀ 灵验偏方

制作生地黄煲龙骨并不难，取龙骨500克，生地黄20克，生姜、无碘盐各5克，味精3克。把龙骨放清水中洗净，斩成小段备用；生地黄用清水洗净备用；生姜洗净去皮，切成片备用。将龙骨放入炒锅中炒至断生，捞出备用。取一炖盅，洗净，放入龙骨、生地黄、生姜，注入适量清水，隔水炖60分钟，最后加无碘盐、味精调味即可。

❀ 中医外治

人迎穴属足阳明胃经，长期按揉此穴有利于增进血液循环，可起到理气解郁的效果，对咽喉肿痛、高血压、甲状腺结节等症都具有良好的辅助治疗效果。

按摩方法

五指并拢，用手掌在人迎穴所在部位反复左右摩擦。开始时间不要过长，慢慢地逐渐延长时间。以使皮肤发热、感觉舒服为度。每天早晚各摩擦1次，每次2~3分钟。

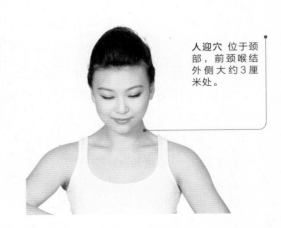

人迎穴 位于颈部，前颈喉结外侧大约3厘米处。

6. 湿疹

❀ 症状

　　湿疹是由多种内外因素引起的浅层真皮及表皮炎。中医将湿疹分为以下三型：

　　①湿热型，发病迅速，皮肤灼热红肿，或可见大片红斑、丘疹、水疱、渗水多，甚至黄水淋漓，黏油而有腥味。

　　②血风型，表现为全身起红丘疹，搔破出血，渗水不多，舌质红，苔薄白或薄黄。

　　③脾湿型，表现为皮肤黯淡不红，搔痒后见渗水，后期干燥脱屑，瘙痒剧烈。

❀ 病因

　　体内有湿热邪气侵袭、内分泌功能失调、化妆品过敏等均可诱发湿疹。过度忧虑、紧张、情绪激动、失眠、劳累等也可能导致湿疹。

生活照顾贴士

◇ 治疗湿疹首先要增强身体的抗过敏能力，尽量避免外界刺激和局部刺激，不抓挠，不用力揩擦，不用热水和肥皂烫洗。

◇ 不饮酒，不喝浓茶、咖啡。不吃酸辣菜肴或其他刺激性食物。湿疹发作期，忌食黄鱼、海虾等容易引起过敏的海鲜食物。

◇ 患有湿疹的婴儿应注意避免与种痘者和单纯疱疹患者接触，以免发生水痘样疹并发症。

◇ 湿疹患者应避免穿着紧身的衣物以及合成的衣料，应该选择比较柔软的棉质衣服。

◇ 湿疹患者还应该避免皮肤干燥。

❖ 易发人群

长期生活在潮湿闷热环境者。

❖ 灵验偏方

准备薏苡仁、粳米各 30 克，冰糖 2 克。将薏苡仁、粳米共煮成粥，再放入少量冰糖，佐餐食用，7 天为 1 个疗程。薏苡仁有健脾渗湿、除痹止泻的功效，粳米可补中益气，二者煮粥可有效消除湿疹。

❖ 中医外治

大椎穴归属督脉，又是督脉与手足三阳经之会，统领诸阳经，主一身之表宣通诸阳，故为调整全身机能的重要穴位之一，临床应用范围颇广。按摩大椎穴可缓解湿疹、感冒、哮喘等症，常按大椎穴还可以疏通经络，提高人体的抗病能力。

按摩方法

一手举起，放在后颈部，拇指外的四指屈曲，大拇指置于穴位上，用指尖按揉穴位，力度以出现酸痛或胀麻的感觉为宜。每天早晚各按揉1次，每次2~4分钟。

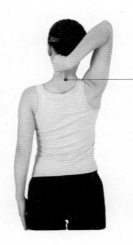

大椎穴 在后正中线上，第七颈椎棘突下凹陷中。

7. 慢性疲劳

❀ 症状

其症状包括连续6个月以上出现强烈的疲劳感或身体不适，焦虑、抑郁、失眠、头痛、失眠，对光线较敏感，反应变得迟钝，无法集中注意力，偶尔伴有肌肉与关节酸痛。慢性疲劳是许多恶性疾病发生的前兆，也是身体素质下降由量变到质变的一个过程，如果置之不理，就会使身体免疫力持续下降，感染上各种重大疾病，甚至还会引发过劳死。

❀ 病因

工作时间过长、精神压力过大都易引起慢性疲劳。同时，如果饮食生活不规律，饥一顿，饱一顿，也会使气机不畅、虚湿内生，从而诱发慢性疲劳。

生活照顾贴士

◇ 不可过度操劳，在看书、工作、写文章时，不要一趴就是几个钟头。一小时或略感疲倦时，就该起身伸展一下肢体，活动活动。饮食起居要有规律，劳逸结合。做到"心不劳，神不疲"，才可以尽量减轻思想负担，达到延年益寿的目的。

◇ 平时感到疲惫乏力时，还可以做提拉耳垂运动。具体做法：先将双手掌相互摩擦发热，然后用两手掌同时轻轻揉搓对侧耳郭2~3分钟，再将两手的拇指和食指屈曲，分别揉压对侧耳垂2~3分钟，最后开始向下有节奏地反复牵拉耳垂30~50次，直至耳郭有热胀感为止。这时全身也会产生一种轻松、舒适、惬意的感觉。每天提拉耳垂二三次，长期坚持，能有效减轻身体疲劳。

❀ 易发人群

　　该病多发于睡眠不足、精神压力过大、工作或学习负荷重、生活作息不规律的人群，某些职业工作者如科研人员、新闻从业人员、演艺人员、出租车司机等发病率较高。

❀ 灵验偏方

　　桂圆黑枣汤做法简单，取桂圆50克，黑枣30克，冰糖适量。桂圆去壳，洗净去核备用；黑枣洗净。锅中加水烧开，下入黑枣煮5分钟，加入桂圆，一起煮25分钟，再下入冰糖煮至溶化即可。

❀ 中医外治

　　鸠尾穴为人体任脉上的主要穴道之一，按摩此穴能有效缓解身体疲劳，缓解人焦躁的情绪，治疗心烦、心悸、反胃、咳嗽、气喘等症。

按摩方法

取坐位，以指尖有节奏地按压鸠尾穴，并配合一些揉的动作，注意不可以过度用力，以局部皮肤发红为度。每天早晚各按摩1次，每次按压2~3分钟。

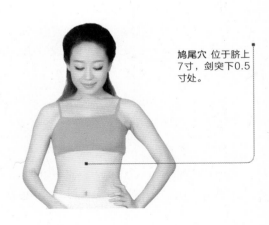

鸠尾穴 位于脐上7寸，剑突下0.5寸处。